MANDAMENTOS DA SOLTEIRA

um guia de MESA de BAR

KRISHNA

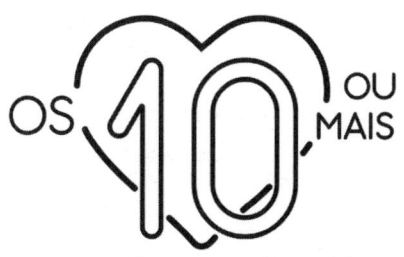
OS 10 OU MAIS MANDAMENTOS DA SOLTEIRA

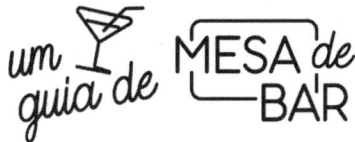
um guia de MESA de BAR

Rocco

Copyright © 2021 *by* Krishna Sousa

Direitos desta edição reservados à
EDITORA ROCCO LTDA.
Rua Evaristo da Veiga, 65 – 11º andar
Passeio Corporate – Torre 1
20031-040 – Rio de Janeiro – RJ
Tel.: (21) 3525-2000 – Fax: (21) 3525-2001
rocco@rocco.com.br
www.rocco.com.br

Printed in Brazil/Impresso no Brasil

preparação de originais
BÁRBARA DE LIMA MORAIS

CIP-BRASIL. CATALOGAÇÃO NA FONTE NACIONAL
SINDICATO NACIONAL DOS EDITORES DE LIVROS, RJ

S697d Krishna
Os dez (ou mais) mandamentos da solteira : um guia de mesa de bar / Krishna. – 1. ed. – Rio de Janeiro : Rocco, 2021.

ISBN 978-65-5532-127-2
ISBN 978-65-5595-076-2 (e-book)

1. Mulheres solteiras – Crônicas. 2. Mulheres solteiras – Técnicas de autoajuda – Crônicas. 3. Mulheres solteira – Conduta – Crônicas. 4. Crônicas brasileiras. I. Título.

21-72277   CDD: 869.8
                                          CDU: 82-94(81)

Meri Gleice Rodrigues de Souza – Bibliotecária – CRB-7/6439

O texto deste livro obedece às normas do
Acordo Ortográfico da Língua Portuguesa.

Queridas leitoras,

Eu espero que vocês se divirtam lendo tanto quanto eu me diverti escrevendo e que a gente possa conversar sobre as coisas escritas aqui. Faz bem a gente falar, tá? A mulher cresce achando que determinados assuntos são íntimos e que não devem ser compartilhados, mas eu acredito que quanto mais a gente fala sobre sexo, relacionamentos e o que mais a gente tiver vontade, mais a gente avança.

Tudo que você vai ler aqui é fruto da minha experiência e vivência enquanto Mulher Cis Solteira Com Útero Que se Relaciona Com Homens. Viu como é uma definição grande? Exatamente por isso não repeti isso o livro inteiro. Assim como quando falo "homem", é bem provável que esteja me referindo ao Homem Cis Hétero e presumivelmente Branco também.

Eu sei que a gente vive em uma sociedade supercomplexa e cheia de recortes, sejam eles de gênero, classe e cor, e não tenho a pretensão de falar sobre todos eles ou em nome deles, ok?

Tenho plena consciência de que algumas opiniões, conselhos ou relatos podem incomodar quem não é como eu sou, e desde já peço desculpas. Existem várias formas de se viver, e a apresentada aqui é a minha, esse é meu livro, e, como de costume, usarei a língua portuguesa conforme bem entender.

Assim como algumas informações ditas aqui se baseiam única e exclusivamente no que eu acho, outras foram apuradas em mesas de bar em altas horas da madrugada pelo esquadrão de especialistas formado pelas minhas amigas. O intuito aqui não é fazer algo supersério e embasado em teorias e sim conversar e partilhar minhas experiências esperando que elas ajudem outras mulheres nessa caminhada doida e confusa do que é ser uma mulher nos anos 2020.

Nessas crônicas do cotidiano sobre a solteirice, qualquer semelhança com pessoas ou fatos reais pode ser ou não mera coincidência.

Exceto pelo Gregório Duvivier, ele eu já digo que é ele mesmo.

KRISH

SUMÁRIO:

AMAR A SI MESMA SOBRE TODAS AS COISAS
Uma introdução (ou os motivos que levam à Solteirice) — 9

CONHECER A TI ANTES DE SE JOGAR {DE NOVO} NUM RELACIONAMENTO
Sendo Solteira — 23

GUARDAR SUA CARREIRA, SEUS AMIGOS, SEUS PRAZERES, SEU TEMPO
As vantagens de ser Solteira — 37

NÃO TER VERGONHA DA SUA PRÓPRIA COMPANHIA
Coisas para fazer sozinha — 51

HONRAR A TECNOLOGIA E USÁ-LA A SEU FAVOR
Usando aplicativos — 65

NÃO DESPERDIÇAR UMA CHANCE
{ELA PODE SER A ÚNICA}
Primeiros encontros — 79

SANTIFICAR O SEU PRAZER E O SEU CORPO
A vida sexual da mulher Solteira — 93

HONRAR SUAS AMIGAS
{SEMPRE E EM QUALQUER CIRCUNSTÂNCIA}
Sendo a amiga Solteira — 111

NÃO COBIÇAR HOMENS QUE NÃO EXISTEM
Modulando expectativas — 123

NÃO USAR O NOME DO GREGÓRIO DUVIVIER EM VÃO
Lidando com a rejeição e com os desaparecimentos — 139

ATÉ A PRÓXIMA E BOA SORTE — 151
{AGRADECIMENTOS} — 155

AMAR A SI MESMA SOBRE TODAS AS COISAS

....

Uma introdução (ou os motivos
que levam à Solteirice)

Você já se perguntou o que tem de errado

com você? Por que todo mundo namora e você não? Já se questionou, achando que vai ficar sozinha para sempre? Já chorou no auge da TPM enquanto comia chocolate e pensava que não merece o amor romântico? Assistiu a *Orgulho e preconceito* pela milésima vez e sentiu a mão formigar na hora que o Mr. Darcy se declara para Elizabeth na chuva?

Ok, esse último foi muito específico.

Mas fique sabendo que, caso você tenha respondido sim para uma ou mais perguntas acima: você não está sozinha!

E caso você tenha respondido sim para todas, especialmente para a última, me liga, vamos ser amigas.

Voltando ao que interessa: somos parte de toda uma geração de mulheres que está aí pelo mundo a sofrer de maneira agonizante em torno desses questionamentos, enquanto os homens estão livres, felizes e contentes, vivendo suas vidas sem precisarem se preocupar com assuntos tão mundanos.

Por que a preocupação com a felicidade que relacionamentos românticos podem proporcionar parece ser exclusiva das mulheres? A gente acaba com a sensação de que, para nós, viver o amor, encontrar um parceiro e tudo mais é muito difícil, enquanto os homens precisam apenas baixar um *app* e escolher a representante da nossa classe que mais os agrade quando finalmente decidem ter esse tipo de relação.

Precisamos tomar a dianteira dessa narrativa!

A verdade é que se a gente está à procura de um relacionamento romântico e ainda solteira, provavelmente não tem nada a ver com a gente. Tá, em alguns casos até tem, como vamos ver mais para frente, mas homens traumatizados se relacionam o tempo todo e ninguém está nem aí. Até esse direito nos foi retirado.

A questão da solteirice nos anos 2000 depende bastante do social e, na minha visão, para entendê-la completamente precisamos compreender também o quanto o mundo e a sociedade mudaram nas últimas décadas.

Não faz tanto tempo assim desde que as mulheres começaram a ser consideradas "gente", com direito a voto e cartão de crédito. Estamos constantemente batalhando por direitos e igualdades e, se a gente pensar, tudo que conquistamos é bastante recente.

Mulheres só puderam frequentar a universidade no Brasil a partir de 1879. O voto feminino só foi permitido em 1934. O divórcio só se tornou legal em 1977. E, até pouco tempo atrás, o casamento era visto como o caminho natural da mulher.

Começando do começo: até onde sei, muito, muito tempo atrás não existia isso aí de casamento. Todo mundo transava com todo mundo e a gente vivia harmonicamente (mas não estou aqui para falar de não monogamia, porque se tá complicado arrumar um parceiro, que dirá vários? Também não digo que dessa água não beberei). Enfim, todo mundo convivia em harmonia até que finalmente descobriram que os bebês não eram gerados espontaneamente, e sim a partir de um sêmen específico que fecunda um óvulo em particular.

E foi dessa supervalorização da gozada masculina que começou a obsessão pelo casamento.

Para os homens, não fazia sentido sustentar um filho que não era deles e, para ter o controle da paternidade, só tinha uma opção: fazer com que uma mulher só pudesse transar com um deles.

E foi assim que nasceram a monogamia e o casamento!

Carece de fontes, mas é o que faz sentido para mim a partir das conversas de bar que eu tive ao longo da vida.

Desde os tenros tempos, o casamento teve essa pinta aí de controle sobre as mulheres e de celebrador de interesses comerciais. Isso não mudou muito com o passar dos anos. Conforme a sociedade foi evoluindo, sabemos que o casamento adquiriu caráter de acordo financeiro e de segurança entre duas famílias. Há uma vasta bibliografia que explica essa relação muito melhor do que eu, então não vou ficar repetindo ela aqui. Basta lembrar que tudo sempre foi muito mais sobre dinheiro e que a ideia de amor no casamento é uma coisa muito recente. Os casamentos eram arranjados, os bens e posses eram determinantes para esse arranjo, e futuros de famílias inteiras dependiam dessas uniões.

Mas as coisas mudaram, *girls*.

Hoje em dia, nem a gente nem nossas famílias dependem mais de bens e posses de homens para continuarem existindo, pois podemos ir atrás dos nossos próprios bens e posses sozinhas.

Sem contar que, né, no auge do capitalismo tardio, QUEM tem bens e posses? Terras, cavalos e ouros se tornaram itens importantes apenas na vida de quem descende das monarquias, porque na vida de nós, plebeias, o que importa é dar duro para conseguir pagar o aluguel de um apezinho de chão de taco com umas plantinhas E OLHE LÁ.

Pensa comigo: se tanta coisa mudou em relação ao lugar que a gente ocupa nesse mundo e nas nossas ambições, por que esse desejo do matrimônio continua sendo tão importante e permeando o nosso dia a dia?

Bem, é claro que tem ele, né: o amor.

Ao contrário do que muitas podem acreditar, eu não acho que o amor é uma invenção de Hollywood para vender ingresso de cinema e jogos de tarô para as mulheres, apesar de pensar que, sim, o ideal do amor romântico que é vendido na maioria dos filmes está completamente desconectado desse novo local que a mulher ocupa.

E já fazendo um *mea culpa*: sou APAIXONADA pelo amor romântico de filmes e livros, eu adoro o amor romântico que faz a mão formigar e facilmente viveria na época em que os pais trocavam as filhas por um saco de milho e um cavalo. Não me orgulho disso.

Eu não quero que, lendo este livro, você fique com a impressão de que sou amarga e odeio o amor, pois estou longe disso. Eu AMO o amor. Só estou tentando entender qual é o tipo específico de amor que é aplicável a nós, mulheres fortes e independentes que vivem no século XXI. Espero que você também me ajude a refletir sobre como podemos inserir o desejo de amarmos e sermos amadas de maneira saudável na nossa rotina moderna, de gente que trabalha ou estuda oito horas por dia, precisa ter tempo para as amigas, para praticar esportes, para fazer *skincare* e para postar lindas fotos no Instagram. Onde é que o amor entra no meio disso tudo?

E, para além disso, descobrindo onde o amor entra: só amor seria suficiente para nos fazer começar uma relação com alguém?

Eu não tenho propriedade para falar por outras épocas e pode até ser que as questões que nos afligem e que julgarei aqui como tão especiais e específicas das primeiras décadas deste século sejam, na verdade, a reciclagem de questões que as mulheres vêm passando década após década, desde sempre. De qualquer forma, tratarei desse assunto sob a ótica do nosso tempo.

Falei bonito, né? Pode ficar tranquila que, depois dessa introdução teórica que morri de medo de escrever e que é baseada 100% em impressões pessoais e nas vozes da minha cabeça, teremos diversos capítulos dedicados exclusivamente às bobajadas. Pois, para mim, mulher empoderada é mulher sorrindo.

Mas, continuando:

Eu tenho uma hipótese, e ela é construída em cima de uma sensação que é em parte pessoal e em parte formada a partir de impressões de várias amigas: a educação das mulheres mudou drasticamente em algum ponto dos últimos trinta anos, e os homens que foram criados no nosso tempo não conseguem mais nos acompanhar.

Por muito tempo, as mulheres foram criadas para serem superdependentes e enxergarem o homem e o casamento como uma oportunidade de se posicionar em sociedade, mas isso mudou. Algumas de nós ainda fomos ensinadas a fazer tarefas domésticas enquanto os irmãos jogavam videogame, e/ou a ter padrões comportamentais reservados às mulheres, como falar baixo, não sermos assertivas para evitar sermos taxadas de grosseiras e mais várias coisas, mas alguns outros aspectos se modificaram.

Nas últimas décadas, finalmente as mulheres começaram a ocupar lugares historicamente masculinos, tanto na esfera profissional quanto na social. Mulheres são presidentas, estão nas Forças Armadas, são chefes de família... Porém acredito que mesmo com toda essa transformação nos lugares que podemos ocupar no mundo, os homens não foram educados para lidar com essa mudança.

Os homens da nossa geração (e das gerações próximas a ela) ainda esperam mulheres que dependam deles e que tenham sido criadas apenas para ocupar o lugar de esposa, nenhum outro.

E eu acho que o grande número de mulheres solteiras incríveis que a gente vê por aí é fruto dessa discrepância irreconciliável de visão de mundo.

Nós somos independentes, criativas, bem-sucedidas e divertidas. De maneira alguma vamos aceitar voltar para o papel de lavadoras de cueca de homem e de meras barrigas para carregar seus herdeiros. Eu pelo menos não vou (e sugiro que você venha comigo!).

Para me juntar com algum homem algum dia, espero que ele tenha a sensibilidade de me compreender como mulher por inteiro; que haja divisão igualitária de tarefas domésticas e que ele não seja um imbecil quando está no meio de outros homens, porque a socialização masculina coletiva é também uma coisa tosquíssima.

Isso está longe de *sonhar com um príncipe no cavalo branco* e deveria ser o básico, mas como essa socialização dos homens faz com que vejam as mulheres de uma maneira completamente anacrônica, um homem mais ou menos se tornou artigo de luxo no mercado.

Se a gente ainda quer se relacionar com algum deles, é preciso pensar se estamos dispostas a exercer as funções de mãe, adestradora e professora para transformar um cara no BÁSICO que se espera dele. E, não sei você, mas eu sou ocupada para isso.

Acho que reside aí a raiz da minha solteirice, mais até que em coisas como o modelo de relacionamento dos meus pais e os filmes de Hollywood que assisto. É por isso que acredito que, para além das questões pessoais, a solteirice é um problema (bastante) social.

Desde sempre fomos educadas para achar que nossa missão na vida é crescer, menstruar, encontrar um parceiro e finalmente casar para ser feliz. Mas no meio do caminho a gente descobriu que dá para ser feliz de outras maneiras, e, então, a perspectiva de se enfiar em relacionamentos medianos como os de nossas mães, avós e tias parece simplesmente insuportável.

É claro que não são todas as mulheres que pensam assim. Tenho várias amigas, colegas e conhecidas que estão em namoros, casamentos e relações que eu desaprovo. E a gente também não pode negar que o tal do amor tem seu peso nessa escolha de adentrar certos tipos de relação, mas parto do princípio de que você, mulher solteira ou não que está lendo este livro, também teve essa linha de raciocínio em algum momento.

Não me acho superior a mulher alguma que está em um relacionamento que eu julgo médio, penso que estamos sob a influência de séculos e séculos de uma ideologia dominante do casamento e de encontrar um par, mas eu, sua autora sobre solteiras, não estou mais nessa de aceitar qualquer relacionamento só para não ficar solteira. E eu sou feliz sozinha.

Não sozinha no sentido de solitária, porque concordo com o poeta que diz que é impossível ser feliz sozinho. Mas o amor romântico não é o único que existe, nem a companhia masculina a única que vai te fazer feliz.

As expectativas sociais estão por toda parte, desde os anúncios de revista até os jantares de família, nos quais, desde cedo, nos perguntam sobre os namoradinhos. Mas está tudo bem desafiar essas expectativas.

Esse não é um livro para te convencer a ser para sempre sozinha ou para dizer que todos os relacionamentos são horríveis e que é melhor você não se enfiar em um (apesar de que talvez seja melhor você não se enfiar em um), mas, sim, um livro para te auxiliar a se tornar consciente do lugar que a mulher ocupa hoje nos relacionamentos e na sociedade, te ajudar a se entender melhor enquanto solteira e a entender que tudo bem estar sozinha em alguns períodos da vida, sejam eles curtos ou longos.

Você não precisa se casar para ter segurança, sucesso ou ser amada. As transformações sociais iniciadas por outras mulheres te permitiram os meios de conseguir tudo isso por conta própria. Talvez você esteja sendo pioneira na sua família ou no seu círculo social, a primeira a bancar uma solteirice e caminhar por aí sozinha, mas saiba que existem várias de nós caminhando sozinhas por aí, e que você não está só. Vamos!

Um conceito que exploraremos bastante por aqui é o do "antes só do que mal-acompanhada", que é a mais pura verdade. A gente é capaz de fazer muita coisa ótima sozinha.

Antigamente existia a infame questão da idade para namorar e casar, e atualmente ainda querem emplacar o conceito do tal do relógio biológico, que dizem que apita em certo momento, mas esse é outro paradoxo com o qual lidar: o relógio biológico x o aumento da longevidade. Se antes só vivíamos até os sessenta, hoje em dia vamos facilmente até os oitenta, o que nos deixa com muito mais tempo para fazer as coisas que gostaríamos. Olha só quantas mulheres de quarenta, cinquenta anos que você conhece vivendo vidas plenas, legais e funcionais? Até pouco tempo atrás, para a sociedade, a vida útil da mulher acabava aos quarenta. Agora, o nosso auge dura muitos e muitos anos. Até a questão dos filhos é contornável, e tem muita mulher sendo mãe de filhos biológicos ou adotivos aos quarenta, sendo que até pouquíssimo tempo atrás tínhamos que ser mães na casa dos vinte.

As cobranças sobre a vida amorosa, filhos e família recaem sempre nas mulheres, enquanto aos homens cabem os questionamentos sobre as conquistas pessoais e profissionais. Não tem nada errado em você querer focar na sua carreira, assim como não tem nada errado se você quiser focar no amor, viu?

Eu acho o amor um sentimento muito sublime e acredito que todas nós merecemos ser muito amadas. Não compactuo que a gente aceite menos do que merece nem que faça sacrifícios demasiados em prol do amor. Considero importante que, desde muito novas, a gente aprenda a delimitar onde termina nosso amor pelo outro e onde começa nosso amor-próprio, e é fundamental que a gente se respeite acima de tudo, em todas as situações.

Alguns problemas que temos para nos relacionar podem vir da nossa infância e da nossa criação. Muitas de vocês podem ter crescido num ambiente familiar de brigas constantes e de pais que traíam as esposas — aqui foi assim, e isso definitivamente me fez ter, desde nova, uma imagem bem negativa dos homens. Minha primeira referência de relacionamento foi o casamento completamente disfuncional dos meus pais, algo nada positivo e que me fez ter PAVOR de me enfiar em qualquer tipo de relação similar. Talvez 98% das questões que levam à solteirice tenham a ver com o social, mas 2% podem ser de responsabilidade pessoal. E, por mais que a gente aprenda a contornar os aspectos conscientes de um tipo negativo de referência, o subconsciente está ali. Se você acha verdadeiramente que algo desse tipo te impede de se relacionar, te recomendo procurar uma terapia. Foi na terapia que eu entendi que tinha medo de homens em um nível mais inconsciente, justamente por essa turbulenta relação com a figura masculina nos primeiros anos de vida. Para vocês terem uma ideia, eu tinha uns vinte e três anos quando finalmente, através de um insight, consegui perceber que tinha muito mais chance de ter sucesso ao abordar homens se fosse legal com eles. Pasmem, mas, até então, sempre que eu me interessava por um homem, meu primeiro instinto era implicar e querer diminuir ele. O cérebro humano é uma loucura.

Porém, como já disse, tem um monte de homem com vários problemas de se relacionar e que namora mesmo assim, logo, não ache que seus problemas têm que ser um impeditivo para você. Se libertar de padrões e conseguir sair de certos lugares mentais que fomos ensinadas a ocupar pode ser bastante reconfortante.

Vivemos num mundo de hiperestímulo e de muitas possibilidades o tempo todo, em todas as áreas, e o conceito de passar a vida toda com uma única pessoa e ainda enfiar Deus e o Estado nessa relação parece bastante ultrapassado. Existem muitas combinações possíveis nas relações atuais: relacionamentos abertos, ou casais que vivem em casas diferentes. Podem me chamar de ultrapassada, sem problema, mas ainda quero me casar de branco, numa tarde de outono (para não sair com bigodinho de suor em todas as fotos), num lindo sítio todo decorado com girassóis. Como você pode ver, eu ainda passo bastante tempo pensando nessa coisa breguíssima, o casamento.

E tudo bem.

A gente se submete não só a padrões de beleza, mas também a padrões morais e comportamentais, e quero muito que você se sinta livre não só para, sei lá, assumir seu cabelo natural, mas também para assumir que quer ou não se casar ou se quer ter um ou quatro maridos (a lei brasileira só deixa ter um, mas no seu coração você pode ter quantos quiser, tá?).

Passados todos esses obstáculos e supondo que você encontre um homem pelo qual você se apaixone, ainda vai ter que descobrir se a convivência com ele não é insuportável, se ele não é um machista nas pequenas coisas, se ele vai querer cercear sua liberdade, se ele tem as mesmas visões que você sobre monogamia... Se relacionar dá muito trabalho porque você tem que se preocupar com o outro o tempo todo, então ser solteira também pode ser uma questão de praticidade.

Existem vários motivos que levam à solteirice, e ser solteira não tem a ver com "culpa". Não há nada de errado com você sendo solteira.

A solteirice vem de um contexto muito maior e não tem nem de longe essa conotação negativa que a sociedade tenta dar. Eu espero muito que com este livro você adquira a mesma visão que eu tenho de todas as dores e delícias de ser uma solteira.

Vem comigo!

CONHECER A TI ANTES DE SE JOGAR {DE NOVO} NUM RELACIONAMENTO

....

Sendo Solteira

Eu não vou saber dizer qual foi o caminho

que te trouxe até aqui, solteira. Não sei há quanto tempo você está solteira, se é desde sempre, como eu, ou se apenas temporariamente; se é por escolha sua ou motivada por algum término em que você não teve agência; se foi por conta de uma salada mista de traumas de infância, desencanto com homens ou pelo fato de ter esquecido de colocar isso na sua lista de prioridades, como aconteceu comigo, ou sei lá o quê, mas a verdade é que, apesar dos mais variados backgrounds e das várias formas de performar a solteirice, existe um fio condutor que nos une. Essas semelhanças serão exploradas neste capítulo, que tem a pretensão de ser um soft-manual sobre os passos que eu acho essenciais na jornada da Mulher Solteira Madura Bem Resolvida.

O Bem Resolvida é um eufemismo, porque eu nem concordo com a falácia da mulher que precisa ser bem resolvida. Assim, os homens, dentre tantos direitos que têm a mais que nós, possuem também o direito inalienável de serem mal resolvidos. Não sei se existem pesquisas sobre isso, mas a partir da minha observação, concluí que a maioria dos pacientes de terapia DO MUNDO é mulher. Se vocês repararem, os homens em geral procuram nas suas companheiras a figura da psicóloga. Ou seja, a gente tem que não apenas ser bem resolvida como também estar disponível e disposta a resolver os problemas alheios. Não vou me alongar muito pois esse não é um livro para falar mal de homem (escreveria um sobre o tema com prazer, aceito convites), e sim um livro para focar nessa experiência agridoce que é ser solteira.

Para ser uma Solteira Plena (e nesse caso vou utilizar a palavra plena como um agregador de todos os adjetivos que você acha que uma solteira tranquila precisa ter, de acordo com a sua experiência pessoal), tem alguns passos que considero essenciais.

O primeiro é se conhecer.

Você pode achar que se conhece, mas a real é que o processo do autoconhecimento não é nada simples. É muito mais fácil conhecermos o outro do que nos conhecermos. Quantas vezes você enxergou com clareza alguma situação óbvia que alguma amiga sua não conseguia perceber ou algum mecanismo de defesa de alguma delas? Pois é. Bilhões de anos de evolução e o cérebro humano ainda tem esse déficit no que se refere a se entender. A culpa não é da evolução, mas a parte social impacta, e muito. Até pouquíssimo tempo as mulheres nem eram tratadas como gente, né? Estamos sempre lutando, tanto nossa presença em diversos espaços quanto muitas das nossas conquistas ainda são recentes e, por mais que a gente tenha chegado em novos lugares, tem muito mais para alcançar.

Há muita coisa no mundo ainda pautada na mulher sendo constantemente submetida às vontades e leis dos outros e da sociedade, e temos grande dificuldade de separar o que é do outro do que é nosso. Sendo assim, pergunto de novo:

Você se conhece?

Você sabe exatamente quem é você?

Do que você gosta, do que você não gosta?

Sabe contar toda a sua história de vida? Já parou para pensar nessa história?

Já pensou nas encruzilhadas do seu destino e nas escolhas que você fez que alteraram completamente o curso da sua vida?

Te convido a parar a leitura desse livro um minutinho e refletir sobre essas perguntas.

Quem é você, para além do que você estuda, da sua profissão e do tipo de filme que você gosta de assistir?

Você gosta mais de estar com uma galera ou de passar tempo sozinha? Você gosta mesmo de cozinhar ou essa tarefa sempre te foi incumbida em casa enquanto seus irmãos jogavam bola na rua? Você gosta de mudanças ou prefere tudo sempre do mesmo jeito? As bebidas que você bebe com frequência são porque você gosta, ou porque algum contexto social te ensinou que era legal ou descolado beber aquilo?

Te recomendo mergulhar fundo nesses questionamentos e saber quem você é, profundamente, despida de tudo que te disseram que você tinha que ser.

Ser solteira te permite a liberdade desse mergulho, com um véu a menos para você penetrar, uma vez que, quando temos um parceiro, também precisamos considerar suas leis e vontades, que interferem nas nossas.

Aproveite sua solteirice para se testar. Teste gostos, vontades, traços de personalidade. Se utilize das ferramentas que você tem para ser quem você quer ser.

Existe uma coisa chamada Síndrome de Gabriela, que é o traço de personalidade que faz a gente achar que "Eu nasci assim, eu cresci assim e sou mesmo assim, vou ser sempre assim", e ela é um grande freio de mão no desenvolvimento pessoal de qualquer mulher.

Seja a Síndrome de Gabriela consciente (quando você reconhece que é de uma maneira e não quer mudar) ou inconsciente (quando você tá tão fiel a certas ideias que não consegue reconhecer nem as possibilidades de mudar alguma coisa), ela é um atraso na nossa jornada pessoal. Você sofre dessa síndrome? (Gostaria de notar que não sei se é uma síndrome de verdade, diagnosticada na psicologia por alguém. Aprendi a chamar assim e faz sentido dentro desse contexto que estou tentando ilustrar de forma lúdica, por favor, que me deem licença os estudiosos do comportamento humano.)

Quando você olhar para dentro de si mesma, talvez perceba algumas coisas que você não goste. ESTÁ TUDO BEM!!! Com muitas exclamações, caixa alta, assim mesmo! Enquanto seres humanos, principalmente aqueles com socialização feminina, somos ensinados que precisamos ser perfeitos e virtuosos o tempo todo. Que só podemos sentir sentimentos bons, que não podemos ter nada de negativo ou que estamos predestinados a ser sempre iguais. Isso não é verdade.

É natural do ser humano sentir raiva, inveja e vários outros sentimentos. E mudar de opinião – somos moldáveis como argila. Virar as costas para isso só faz com que essas coisas se tornem um emaranhado de questões mal resolvidas dentro de nós. Não dê as costas a esse tipo de sentimento quando olhar para si mesma. Mergulhe profundamente nesses pensamentos e tente chegar à raiz do que você está sentindo. Investigue as razões, os motivos que fazem com que você se sinta dessa maneira. Se estiverem ao seu alcance para mudar: mude-as. Se forem coisas 100% causadas por outros (quase nunca são, o jeito como lidamos com o que o outro nos oferece é muito mais sobre a gente do que sobre o outro): descubra um jeito que te ajude a lidar com a situação de forma confortável, sem se negligenciar.

Depois de se conhecer, o próximo passo da jornada da Solteira Plena é aprender a lidar com VOCÊ. Com você e SÓ VOCÊ.

Acordar às seis da manhã. Fazer yoga. Comer iogurte com granola. Trabalhar. Cozinhar e lavar a louça. Fazer terapia. Um curso de línguas. Dar uma corridinha. Fazer *bullet journal*. Ter uma rotina de um milhão de passos de *skincare*. Fazer higiene do sono. Dormir oito horas por noite. Acordar de novo.

A gente vê um monte de fórmula pronta de rotina, de dieta, de carreira, de estudo, de como lidar com nossos pensamentos e sentimentos.

Vou contar um segredo para vocês: todas as vezes em que eu tentei viver segundo as vontades das outras pessoas foram os períodos em que fiquei mais triste na vida.

Se conheça e entenda seus limites, o que faz sentido para você, e seja gentil com você mesma nas suas cobranças.

Com a loucura das redes sociais, a gente fica com diversas referências de rotinas e estilos de vida, o que gera uma ansiedade de achar que precisamos viver nossa vida com a fórmula milagrosa que tal pessoa seguiu, mas isso não tá nem perto de ser verdade.

Viva a sua vida e sua rotina de um jeito que VOCÊ fique confortável. Não precisa fazer cinco refeições no dia, passar trinta cremes no rosto, fazer duas horas de exercício diárias. Veja o que dá para fazer e faça, não se imponha metas altíssimas que, ao não serem cumpridas, vão te afogar na frustração, entende?

Uma dica muito boa para ser solteira é exercitar o hábito de dizer "sim". Tanto "sim" para você mesma quanto para coisas que aparecem na sua vida.

Sim, você pode dormir sem tirar maquiagem hoje. **Sim**, tudo bem se não for à academia. **Sim**, tudo bem se você pedir um lanche para compensar seu dia ruim. **Sim**, pode ser legal ir pro barzinho com aquele grupo de amigos que você não é tão próxima. **Sim**, tudo bem você não ir a algum compromisso de família porque não está com vontade. Dizer sim te abre um vasto leque de possibilidades. Utilize o poder do Sim.

Depois de se conhecer e lidar consigo mesma, finalmente estará aberta para se amar. Se amar verdadeiramente, do jeito que você é e de acordo com quem você pretende se tornar.

O amor-próprio virou produto. Tem várias marcas vendendo produtos das mais variadas categorias com o discurso de que consumi-los é se amar. Isso não é verdade, se amar é outra coisa e vem justamente dessa compreensão íntima e de todo um processo de autoconhecimento e aceitação que te leva a se respeitar.

Se você é alguém que já se ama naturalmente, parabéns, estou superorgulhosa! Mesmo. Mas se você não se ama ainda, entenda que tudo é um processo. Esses passos que compartilhei podem ajudar nessa jornada e, por enquanto, estou falando apenas do interno, que é a parte que mais me importa. Eu sei que a gente tem zilhões de questões com o corpo, mas, na minha concepção e no jeito como eu levo a vida, quando a gente aprende a se amar por quem a gente é, passamos a respeitar e aceitar nosso corpo. É pela nossa cabeça, pelos nossos sentimentos, pensamentos e personalidade que a gente entende que somos quem somos, e não pela maneira como a gente se apresenta.

O corpo é muito importante na nossa sociedade, mas, sem demagogia, o que está dentro dele é muito mais. Acredita em mim, vai ser muito mais fácil amar seu corpo se você amar primeiro a pessoa que está dentro dele.

Até porque quem controla o corpo é o cérebro, e ao fazer as pazes com seu cérebro e consigo mesma, seus neurônios vão se organizar de maneira a lançarem um olhar mais gentil sobre a sua aparência. Ou pelo menos foi assim que aconteceu comigo.

E isso aí tem muito a ver com a construção da autoestima, que é nosso próximo passo.

Surpresa! Uma boa autoestima não vem do dia para noite e nem é algo que nasce com a gente, ainda mais para as mulheres. Independentemente do signo solar e do ascendente, as mulheres são moldadas pela sociedade para sempre duvidarem delas mesmas e encontrarem traços para desgostarem tanto em suas cabeças quanto nos seus corpos. Relaxa, não é um problema só seu. É um problema de todas nós, mas vamos lá mudar o jeito de ver o mundo e consequentemente o jeito que a gente se vê.

A pergunta que mais recebo é como eu faço para ter uma autoestima tão boa, e eu já me peguei tentando formular várias vezes uma resposta. Acho que tudo começa lá na minha infância. Minha mãe nunca foi do tipo de me repreender por eu ser quem eu era, nem nunca ditou muito como eu tinha que me comportar, o que era comportamento de mocinha, o que era esperado de mim. Sou muito grata por isso. Também foi meio traumatizante quando, na oitava série, finalmente menstruei (meu sonho era menstruar) e descobri que era malvisto andar na sala de aula com o absorvente na mão, à mostra. A gente tinha que escondê-los a sete chaves. Nunca entrou na minha cabeça, uma vez que é de conhecimento geral que mulher menstrua. Eu também não sabia que é feio calcinha marcar na roupa, e que o sutiã não pode aparecer.

Minha mãe nunca me ensinou essas coisas e eu AMO ter crescido sem ter que me preocupar com tudo isso. Até hoje ligo para pouca coisa, e sei que sou exceção num mundo onde quase toda mulher cresce aprendendo a sentar de perna fechada e a passar o absorvente escondido para as amigas. Acho que as profundas raízes da minha autoestima vêm daí.

Nunca fui de me comparar com os outros, até hoje não sou. Do jeito que a gente vive, toda hora tem essa coisa de olhar para o outro e depois para nós mesmas, e nesse quesito sou muito autocentrada, porque sempre olho para mim. E, vejam bem, não é questão de egoísmo nem nada, é só que desde muito cedo aprendi a me colocar no centro da minha própria vida e, em geral, sempre estive tão ocupada construindo-a e vivendo-a que me sobra pouquíssimo tempo para me preocupar com a vida alheia. E, se vocês repararem, os problemas de autoestima no geral vêm quase sempre do outro, né?

O que o outro vai achar do meu corpo, o que o outro vai achar do meu cabelo, o que o outro vai achar das músicas que eu gosto, o que o outro vai achar do jeito como eu me sento e como...

Minha grande lição de autoestima é também bastante manjada, mas é isso aí: TIRE DO OUTRO TODO ESSE DIREITO QUE VOCÊ DEU A ELE SOBRE A SUA VIDA!

A vida é sua, a jornada é sua, os olhares são SEUS! Se olhe, por dentro e por fora, de acordo com os SEUS padrões. Não é fácil, não é sempre que a gente consegue, mas dá para transformar isso em um exercício diário. É superlibertador.

Tirando esses primórdios, quando eu nem conseguia entender ainda que essas atitudes de não ligar para o julgamento do outro podiam ser caracterizadas como autoestima, a minha autoestima de adulta foi uma construção. Não queria tornar esse trecho superautobiográfico, mas acho que vai ser legal para vocês entenderem um pouco de onde eu vim e como foi que me tornei o que sou agora.

Até a terceira série eu era considerada bonita. Os meninos me escreviam cartinhas e roubavam brincos da mãe para me dar. Na quarta série, todo mundo começou a beijar na boca e eu não queria ainda, e, não sei dizer se uma coisa teve a ver com a outra, mas comecei a ser considerada feia. Tinha até comunidade no Orkut me chamando de feia! Acreditei que eu era feia. Eu não me achava verdadeiramente feia, me achava normal, mas me coloquei no lugar da sociedade adolescente que é reservado para as feias.

Não pensava em meninos, não namorava, não me envolvia em coisas relacionadas a romance. Meus romances eram todos platônicos e a maioria dos meus amigos era virtual. A escola era um inferno.

No ensino médio fui para outra escola, vida nova, e ali descobri que eu não era feia. Ou que talvez até fosse, mas que as regras do jogo eram diferentes. Os meninos se interessavam por mim e eu podia ter uma vida amorosa se quisesse, mas no tempo que eu passei sendo "feia", me tornei muito introspectiva.

Nessa escola eu já não me achava feia, mas me achava uma coisa muito pior: sem personalidade. A escola era cheia de gente interessantíssima, eles sabiam tudo dos Beatles, de política e do mundo, e eu não sabia nada de nada.

Sabem o que eu falei sobre a nossa personalidade ser construída? Eu me sentia muito bem com aquelas pessoas e não tive a menor vergonha de aprender tudo que podia com elas. Eu não estava imitando ninguém nem nada do tipo, estava só usufruindo de todo aquele mundo que eles me apresentavam. E foi assim que descobri que gostava de Beatles e não gostava de Rush, que era de esquerda e que não gostava de assistir a filmes dublados.

Reparando em como aquelas pessoas lidavam com o mundo eu também percebi que a divisão "bonito" x "feio" era superultrapassada. Não falando por mim, porque eu sempre acho todo mundo bonito, talvez por não ter um padrão de beleza eurocêntrico pessoal, mas naquela escola eu comecei a reparar que TODO mundo se relacionava afetivamente e que isso estava longe de ter algo a ver com a aparência. Foi então que eu percebi que o que eu tinha dentro de mim sempre ia valer muito mais na hora de me relacionar com alguém, e foi assim que passei a me preocupar muito mais em cultivar minhas características internas do que externas.

Jamais ache que você está solteira porque não é bonita. É só você olhar ao seu redor e ver que todo mundo namora, nas mais variadas aparências. No fim das contas, pelo menos para mim, a autoestima sempre teve mais a ver com isso, com quem eu sou, do que com minha aparência.

Minha dica para ficar feliz com você mesma é justamente essa: se transforme em alguém que você ame e goste verdadeiramente. O restante é consequência.

Após seguir os outros passos desse tutorial de aceitação e carinho na sua autoestima, a próxima etapa é a construção da sua rede de apoio, e eu prometo que vai ser moleza.

E por falar nisso, o bem mais precioso de uma solteira é a sua rede, seus amigos. Homens, contatinhos e maridos vêm e vão.

Vivemos numa sociedade que nos ensinou a hierarquizar relações e que coloca o relacionamento amoroso no topo da pirâmide, algo que pauta todo o restante da vida, mas a verdade é que existem amizades muito mais especiais e sólidas do que vários casamentos.

Por que não se sentir amada só por não ter um namorado se você tem zilhões de amigas que estão ali e sempre estarão para tudo que você precisar?

O amor romântico é, sim, legal, bacana, bonito, mas não é o único que existe. Confesso para vocês que essa crença é uma das mais difíceis de abrir mão, mas uma vez que enxergamos esse mesmo valor nas amizades, é como abrir o terceiro olho.

Na minha opinião, o tempo que ficam dizendo para as solteiras procurarem um companheiro seria muito melhor utilizado se fosse direcionado para procurar novos amigos. A amizade é o mais especial dos amores.

Diante disso, eis aqui algumas instruções extras para o caso de você ainda não ter uma quantidade de amigos que te deixe satisfeita:

A maioria dos meus amigos veio do ensino médio. Na faculdade eu fiz no máximo três, mas muita gente faz amigos na faculdade também. Para você, que já deve ser uma adulta, o melhor jeito de fazer novos amigos é se envolvendo em atividades diversas.

Alguma aula nova, academia, praticar esportes, se envolver em trabalho voluntário, entrar para oficina de algum bloco de carnaval, numa aula de dança ou de algum instrumento, um clube do livro... Essas atividades coletivas são ótimas para agrupar pessoas com interesses em comum, e nesses locais você provavelmente vai encontrar alguém parecido contigo. A gente sabe que amizade é uma coisa construída, mas conhecer gente parecida com você já vai ser um bom começo.

Também esteja sempre aberta e receptiva e não tenha medo de tomar iniciativa. Chamar a galera para tomar uma cerveja ou ir a uma peça de teatro também pode partir de você. Se lembre que nunca é tarde para ser quem você quer ser.

Muita gente costuma colocar os planos da vida em *stand-by* enquanto está solteira e fica à espera de um parceiro para começar a fazer coisas. Não caia nessa, tá? Tenha coragem e comece suas atividades sozinha, não adie seus planos ou ache que eles precisam da interferência de um amor verdadeiro para finalmente serem colocados em prática. Invista sempre em você.

Caso você, solteira, com uma rede sólida de amigos, ainda esteja se sentindo muito sozinha, veja se você está dedicando tempo suficiente aos seus amigos e a sua família ou se está se isolando demais. Se a resposta for a segunda opção, ache o equilíbrio entre o seu tempo sozinha e o tempo com as pessoas que te lembram que você é amada.

Lembre-se sempre disso, sempre tenha em mente a pessoa que você quer ser, seja você uma solteira de muito tempo, representante raiz da classe, ou uma solteira que acabou de voltar para o grupo.

GUARDAR SUA CARREIRA, SEUS AMIGOS, SEUS PRAZERES, SEU TEMPO

....

As vantagens de ser Solteira

Estamos acostumadas a ver por aí apenas

as mesmas referências sobre o que é ser solteira. Tem a solteira baladeira que todo fim de semana está nas festinhas procurando um homem para preencher o suposto vazio do coração, a solteira que desistiu do amor e também a solteira romântica, que fica em casa assistindo a filmes de época e comendo chocolate esperando um príncipe encantado aparecer. O arquétipo mais positivo da solteira típica é o da *workaholic* que não tem tempo pro amor, e, apesar desse ser o mais positivo dentre as opções, acho que nos leva para um lugar chatíssimo: o de que a mulher que se preocupa igualmente com carreira e vida amorosa é uma boba.

Até o direito de querermos amar e sermos amadas o capitalismo tenta nos tirar, dá para acreditar? Querem nos enfiar essa crença de que a mulher bem-sucedida não precisa ser amada. Pera lá, não é bem assim!

Neste capítulo sobre as vantagens de ser solteira, um dos benefícios que irei enumerar é justamente o de ter tempo para focar na carreira e que está TUDO BEM dedicar tempo a isso. O que eu não quero é que ninguém aqui se sinta boba ou inferior por querer focar TAMBÉM no amor. Os relacionamentos amorosos são parte integrante da experiência humana e tão ou mais importantes que suas outras partes integrantes, e é possível experimentar tudo isso, seja ao mesmo tempo ou alternadamente.

Parênteses fechados, enunciei esses Tipos Clássicos de Solteiras para dizer que EXISTEM OUTROS ARQUÉTIPOS DE SOLTEIRA! E, mais do que isso, não precisamos nos enquadrar em nenhum arquétipo específico. A gente vem nas mais variadas personalidades, humores, tamanhos e formatos.

E por falar em personalidades, uma das maiores vantagens de ser solteira é a possibilidade do autoconhecimento, como falamos no capítulo anterior.

O conhecimento sobre si mesma, adquirido ao passar tempo dentro da sua própria cabeça, é essencial e imprescindível. Quando nos conhecemos e entendemos melhor como funcionamos e nossas vontades, conseguimos nos apresentar melhor pro outro e também estabelecer limites próprios, com base em nossas vontades e não em nada que nos foi ensinado.

Ademais, existe o clássico ditado popular: "Antes só do que mal-acompanhada." Sou uma grandessíssima apreciadora dos ditos populares, e este livro provavelmente está permeado por diversos deles, mas creio que esse especificamente seja o que me norteia. Penso que de tanto que minha mãe falou dele nos primeiros anos da minha vida, talvez ele tenha se embrenhado no âmago da estrutura da minha psique, porque, para mim, a frase é mais que um ditado, é uma filosofia de vida.

Eu AMO estar sozinha. Sei apreciar o valor de uma boa companhia e tenho vários amigos com quem gosto de estar, PORÉM também adoro minha própria companhia. Tem gente que gosta de estar sempre rodeada de pessoas, e eu até gosto, mas num contexto mais de multidão, sabe? Adoro show, adoro Carnaval, adoro aglomeração de gente na rua... Mas, no meu convívio íntimo, sigo a filosofia dos poucos & bons. Nós vamos entendendo que na vida não existem tantas pessoas assim que mereçam compartilhar conosco o nosso cotidiano e, conforme vamos crescendo (pelo menos por aqui foi assim), a gente vai ficando mais seletivo com quem carregamos conosco.

Outra coisa que também percebi com a idade foi justamente essa noção de que posso ser eu mesma e não preciso fingir uma ou outra coisa só para ter mais gente por perto. Não sei a idade de você que está aqui me lendo, e nem o que você viveu até aqui, mas se posso colocar em negrito algum conselho dentre os tantos que estou tentando transmitir aqui é:

NÃO DEIXE DE SER QUEM VOCÊ É PARA AGRADAR NINGUÉM.

Repito que as vezes em que fiquei mais triste foram quando eu me perdi de mim mesma para tentar agradar alguém. É horrível, mas a verdade é que às vezes acontece, e nós, mulheres, somos ainda mais suscetíveis a cair nessa armadilha. Tem tanta expectativa em cima de nós e tantas regras do que fazer e do que não fazer que fica fácil rezar segundo a cartilha de outras pessoas e, nesse processo, cair num limbo onde a gente se anula. Tente não cair nessa, tá legal? E, se cair, tente sair desse lugar o mais rápido possível. Lembre que sua vontade tem que ser seu norte, e não a de outros.

E é justamente nesse ponto que ser solteira é uma vantagem. Dentro de um relacionamento, fica muito fácil perder esse norte ou criar um novo referencial conjunto que muitas vezes não é uma divisão 50/50 dos desejos, e em vários momentos a gente que sai perdendo. Estando solteira, você pode se manter sempre fiel às suas, e só suas, vontades. Eu sei lá o que você espera fazer nessa sua existência, mas acho que poucas coisas são tão bonitas e especiais quanto viver a vida fazendo o que dá vontade no nosso coração. Então é isso, solteira ou acompanhada, tente sempre entender suas vontades e os desejos do seu coração e viver segundo eles.

Esses desejos mudam, tá? Não tenha medo da mudança. Às vezes podemos deixar de querer muito algo e está tudo bem. Mudar é assustador, eu mesma DETESTO. Esse é um traço surpreendente da minha personalidade (que, adivinha, descobri passando bastante tempo comigo mesma), e muita gente me acha uma aventureira destemida. Eu até que sou, MAS continuo detestando mudança. Em geral, elas me causam profundo estresse. E não estou falando de grandes alterações como mudar de casa, de emprego etc. (apesar dessas também me estressarem), estou falando que até as mínimas mudanças, como tirarem algo meu do lugar. Eu fico apavorada. Mas acho que o "pulo do gato" está na maneira que lido com isso, que, veja bem, não é uma recomendação, e sim uma ilustração de como eu ajo e que acredito que me confira os predicados de "destemida" e "aventureira" de que tanto gosto: faço as coisas sem pensar muito.

Tendo em vista o grande gasto de energia que tenho com mudanças, acabo optando por mudar as coisas de uma vez, tipo arrancar um curativo rápido, ao invés de ficar sofrendo no antes, no durante e no depois. Tento encurtar ao máximo o sofrimento, e aí o estresse em cada uma das etapas diminui muito.

Mas esse é só um *life hack* para caso você esteja com vontade de mudar e com medo — seja algo mais tangível, tipo um corte novo de cabelo, ou algo mais abstrato, como seu status de relacionamento. Tudo bem querer ser solteira, tudo bem querer namorar, tudo bem querer fazer qualquer coisa desde que esteja fazendo porque VOCÊ quer e não por vontade alheia. Combinado?

Outra vantagem de ser solteira é ter a liberdade de conhecer várias pessoas. E não digo só amorosamente. Você pode fazer vários amigos, contatinhos, rolinhos, amores e zilhões de coisas, e, como já disse várias vezes, acredito que esse ponto de contato com o outro é essencial para o nosso desenvolvimento.

Meu conselho para as minhas amigas solteiras é que em algum momento elas tirem um tempinho para conhecer várias pessoas e sair em vários *dates*. Como no capítulo anterior já dei algumas dicas de como fazer amigos e em algum ponto mais para frente neste livro a gente vai falar bastante sobre as partes burocráticas do *date*, vamos focar aqui na parte mais abstrata dos *dates*, semirromances, romances que jamais serão etc.

A gente (e por a gente quero dizer eu e várias pessoas que eu conheço) tem uns códigos de comportamento divertidos no que diz respeito a essa coisa de sair com pessoas. Sei lá, baixamos o *app* ou trocamos o telefone com alguém que trombou com a gente no meio do mar enquanto a gente nada na praia da Urca (pode acontecer! aconteceu com uma amiga e agora eles estão namorando) e achamos que, sei lá, aquilo ali necessariamente tem que virar algo a mais. E por algo a mais quero dizer um namoro. E às vezes não, né? Às vezes é bom ter por perto ou não tão perto alguém que a gente aprecia a companhia, a amizade e também o pinto.

É muito difícil desenvolver esse tipo de conexão porque as relações humanas não são uma ciência exata e muitas vezes a gente precisa equacionar os sentimentos, os egos e os traumas de infância dos envolvidos. Mas acho que deveria ser obrigatório na vida do adulto saudável ter por perto uns parceiros com quem a gente não necessariamente quer engatar um romance, mas que são ótimos para manter uma conversa, tomar uma cerveja, fazer um sexo gostoso e dormir de conchinha.

E ser solteira te possibilita buscar esse tipo de relação!

Um relacionamento é muito sobre concessões e adaptações, e quando você for se enfiar num namoro, não pense que você nasceu sabendo como funciona, porque não nasceu. Logo, ter esse tipo de minirrelação é legal à beça para aprender e se lapidar para quando chegar um momento e uma pessoa com a qual você ache que vale a pena fazer essas concessões e adaptações. A vida é um grande aprendizado e a gente vai avançando de maneira caótica entre as "séries", então aproveite ao máximo as experiências que não são para valer e as use para se preparar para as que realmente são.

E por falar em concessões e adaptações, bem, acredito que a essa altura eu nem precise dizer que não ter que fazer isso é mais uma… grande vantagem de ser solteira!

Talvez você me ache contraditória porque eu acabei de dizer que é bom, legal, maneiro, bacana e importante ir treinando para fazer concessões, e até é, mas sabe o que é mais legal, bacana, maneiro e, por que não, importante? Isso mesmo, NÃO TER QUE FAZER CONCESSÕES!

Olha que delícia viver uma vida livre, fazendo o que te dá vontade, sem se preocupar com as vontades e desejos de outrem… Sou uma grande defensora dessa questão de ser seu próprio norte. Estou invictamente solteira, então talvez esses meus princípios não sejam lá muito confiáveis, mas acredito que se você tivesse interesse em saber os princípios de gente que namora estaria lendo o livro de alguém que namora (acho que gente que namora nem deve ter tempo de escrever livro, né?), mas não vou nem entrar nesta *trip,* pois, do contrário, toda a premissa deste livro vai por água abaixo e eu vou precisar de mais uns cinco anos deitada no divã de um analista.

Por falar em gente que namora não ter tempo para escrever livro (por favor, não me mandem exemplos de gente que namora e escreveu livro, não quero saber), uma outra vantagem de ser solteira é ter tempo livre para se dedicar aos seus prazeres e atividades.

Este capítulo, por exemplo, eu estou escrevendo diretamente de uma casa na serra, enroladinha em uma coberta. Imagina que problema se eu namorasse! Em pleno domingo numa casa na serra eu jamais poderia estar me dedicando a um projeto pessoal que demanda tanto como um livro! Eu ia estar, sei lá, fazendo sexo com meu namorado e pedindo para ele esquentar meu pezinho ou então comendo fondue. Isso se eu estivesse num bom relacionamento, num ruim eu poderia, por exemplo, estar emburrada com algum *like* que meu namorado deu em alguma foto de ex enquanto no outro canto da casa ele jogava algum jogo de tiro no videogame. Ser solteira é muito melhor!

Mas, falando sério, ser solteira te permite um tipo de liberdade e controle de suas atividades que é gostoso à beça. Não te recomendo ficar solteira para sempre (se você quiser, tudo bem), mas valorize seu tempo nos seus momentos de solteirice. É bom demais não ter hora para nada nem ninguém para dar satisfação, e poder dedicar o tempo que você quiser para o que você quiser é muito gostoso.

E, veja bem, é claro que namoros também têm lá suas vantagens, mas elas estão estampadas em todo lugar. Meu papel aqui não é de ser antinamoro, e sim de pró-solteirice recreativa. Eu nem sei se é possível dizer que minha solteirice é recreativa por estar solteira há tanto tempo, mas espero que a sua seja.

Uma outra questão complicada dos namoros e que interfere diretamente no tópico que estou abordando é o "Calendário do Namoro". Não sei se quem namora usa esse termo, mas é como chamo o conjunto de datas que existem em um namoro. Quando você namora, todas as datas importantes são multiplicadas por dois e sua agenda fica logo cheia. Aniversário da sua mãe vira aniversário da sua mãe e da sua sogra, do pai vira do pai e do sogro, se seu namorado tiver muito irmão é mais um monte de data comemorativa. Aí tem casamento, batizado, enterro, ZILHÕES de eventos sociais aos quais espera-se que você compareça, ALÉM DE todas as datas que são próprias do namoro, tipo os aniversários de namoro, aniversários dos membros do namoro, dia dos namorados, dia do não sei o que lá... Meu Deus do céu, será que sobra algum dos 365 dias do ano que não seja data comemorativa para quem namora? Estou perplexa e encantada com esse pensamento, e, como nunca namorei para saber, não posso afirmar categoricamente que estou certa, mas apenas reforça minha premissa inicial: solteiro tem muito mais tempo livre.

Não precisar se ligar em datas é um adicional de qualidade de vida, principalmente se você for uma pessoa avoada como eu. Tenho vários despertadores em horários aleatórios no meu celular para eles tocarem no meio do dia e eu parar para pensar se estou esquecendo alguma coisa. Funciona muito bem para mim, pois esqueço as coisas mais básicas. Só sei de cabeça o meu aniversário, da minha mãe, da minha irmã e da minha melhor amiga. Todos os outros aniversários me são um mistério, e, antigamente, quando nós, jovens, ainda usávamos o Facebook, eu sempre era lembrada pela plataforma, mas, agora, o que nos restou para lembranças de aniversário? Absolutamente nada. No melhor dos casos, alguém vai postar *stories* de aniversário com uma pessoa que você gosta e um sino vai tocar na sua cabeça te lembrando de parabenizá-la, mas esse é apenas o melhor dos casos. Agora, imagina ter que encontrar espaço na sua mente, esse local já saturado de informações que vão desde o lado que bate o sol no ônibus até a letra de "Faroeste caboclo" que você aprendeu aos oito anos, para armazenar data comemorativa e de aniversário de todo mundo que é importante não apenas para você, mas também para o seu namorado. Não tem a menor condição, não tem nem megabyte suficiente nos neurônios para isso.

Seja solteira, controle a sua agenda!

Além da agenda, ser solteira também te permite ter controle sobre seu próprio futuro.

Um dia desses uma amiga me procurou, triste, dizendo que o sonho dela era sair da cidade em que ela morava e se mudar para uma capital, mas que o namorado dela de vários anos decidiu que quer morar naquela cidade para sempre.

E aí, como é que a gente faz?

Não precisa nem ser sensitiva para adivinhar o conselho que eu dei, né? Disse para ela fazer o que tem vontade, até porque os relacionamentos vêm e vão e é um comportamento muito perigoso esse de moldar seus planos de vida com base em uma relação, principalmente se isso vai te tornar infeliz.

Impasses desse tipo são mais comuns do que parecem e permeiam a vida de quem namora. Outra amiga minha, por exemplo, descobriu depois de vários anos que o namorado dela não quer ter filhos. E o sonho dela é ser mãe.

Como que se resolve isso?

Por mais que se façam concessões, algumas coisas chegam ao limite do que se pode conceder, e é aí que moram várias infelicidades. Porque é triste demais isso de você amar uma pessoa, mas não fazer sentido ficar com ela por diferenças irreconciliáveis de desejos pro futuro. E aí tem gente que lida com isso deixando o futuro para ser vivido quando ele chegar e gente que prefere cortar as coisas pela raiz e acabar com tudo tão logo essas diferenças aparecem. Os dois modos geram sofrimento, né? O que muda é escolher se quer sofrer antes ou depois. Eu sou *team* sofrer antes porque deixar para sofrer depois não será indolor e certamente dali vão nascer diversos desgastes que vão culminar no rompimento final.

Falando com você, minha leitora, e correndo o risco de ser generalista ou ríspida demais: não mude teus planos de futuro por causa de homem.

Não deixe de fazer intercâmbio, de mudar de cidade, de aceitar uma proposta melhor de emprego, de querer ter seus filhos... Devem existir relações saudáveis e superfuncionais por aí, mas eu particularmente vi pouquíssimas, e, no geral, nesse jogo de concessões, na maior parte do tempo quem mais concede são as mulheres. Faça o homem abrir mão de coisas por você também, e, se ele não quiser, *bye bye*. Não esqueça de que é melhor estar sozinha do que mal-acompanhada e, mais ainda: sozinha e feliz, ou até mesmo sozinha e triste, mas realizada, do que acompanhada, triste e frustrada. Lembre-se disso.

Estar solteira te garante uma grande autonomia sobre o seu destino. Você pode mudar totalmente sua vida, sua personalidade, sua aparência, seus gostos e o que mais você quiser, quantas vezes você quiser. Você decide os rumos da sua vida e, depois do corte do cordão umbilical com os pais (e aqui estou falando não do cordão umbilical que você tinha quando era bebê, mas do cordão umbilical psicológico que a gente nutre com eles a vida toda), é muito importante que você se coloque no lugar de protagonista da sua própria vida, e para isso é incrível passar um tempo solteira.

Tem gente com dificuldades de se colocar nesse local e prefere sempre estar na posição de ter outra pessoa para agradar e a quem se moldar. Você provavelmente conhece alguém assim, eu chamo essas pessoas de Namoradeiras Em Série.

As Namoradeiras Em Série precisam sempre estar namorando, por alguma questão ainda não compreendida por alguém como eu, que está apenas se iniciando nos estudos da psicanálise. Mas arrisco dizer que falta algo aí. Lembram que eu falei do estereótipo da solteira que procura algo que falta? Às vezes, de fato, é verdade, mas não acho que é no outro que vamos encontrar o que está faltando. Isso está na gente, ou, no máximo, nas pessoas que a gente ama de maneiras não românticas.

E falando em pessoas que a gente ama de formas não românticas, a mulher solteira tem muito mais tempo para as amigas. E, putz, só quem já foi abandonada por todo mundo sabe a diferença que faz ter uma roda de amigas com quem pode contar (eu nunca fui, mas já vi zilhões de vezes a novela da amiga que abre mão de todas as amizades por causa de relacionamento e depois é descartada feito seringa usada, e quando volta é acolhida por todas as amigas).

Cultivar as amizades é extremamente importante e, sendo solteira, você tem tempo para fazer todas as atividades que suas amigas demandam de você, que podem ser desde ir a alguma balada doida dessas que duram três dias até ficar relaxando assistindo um filminho e fazendo *skincare*. Já fica essa dica e esse apelo aí para você, minha leitora: mesmo que você comece a namorar, NÃO ESQUEÇA AS SUAS AMIGAS!!

Eu sou muito defensora de ter amigas. Ter amigas é TUDO, eu amo demais as minhas e acho que todo mundo deveria valorizar as amizades. Saia com as suas amigas, ligue para as suas amigas, envie memes e fotos de bichinhos para as suas amigas. Elas sempre vão estar com você e te apoiar, e as concessões necessárias em amizades são muito mais tranquilas que as demandadas em um relacionamento. Se cerque e se proteja com as suas amigas e você nunca estará sozinha.

No fim das contas, quase todas as vantagens que enunciei aqui são particularizações da grande vantagem de ser solteira: ter tempo e autonomia para fazer o que você quiser e, consequentemente, ser quem você quiser. Acho que valorizamos pouco esses aspectos e às vezes nos perdemos aí nessa busca incessante de fazer o que os outros querem e ser quem esperam da gente. Vale a pena tirar um tempinho para viver essas coisas. No meu caso, esse tempinho já tá durando vinte e cinco anos, mas estou tranquila assim.

De verdade, viu?

Eu poderia finalizar esse capítulo dizendo que outra vantagem de ser solteira é poder transar com quem você quiser e na hora que você quiser, mas isso não tá nem perto de ser verdade. A vantagem de ter sexo regular, inclusive, fica com os casais. Teremos um capítulo inteiro sobre esse assunto, e a verdade é que infelizmente o vibrador não dorme de conchinha com você. Por outro lado, felizmente já inventaram sugadores de clitóris que oferecem orgasmos muito melhores que os fornecidos por muitos homens, o que dá uma tapeada nessa questão da vida sexual que, para mim, é uma das únicas desvantagens tangíveis de ser solteira.

Até existem outras, mas o intuito deste livro é ser uma autoajuda, então não vou pontuar quais são para não te colocar para baixo. Até porque você já deve estar careca de saber das desvantagens. Minha missão neste texto é te mostrar a solteirice sob outro ângulo. Você vai se surpreender com a quantidade de coisa legal que é possível fazer sozinha. Fora que, né, o vibrador pode até não dormir de conchinha, mas pelo menos ele não ronca nem tira o cobertor todo de cima de você no meio da noite. Pensa nisso.

NÃO TER VERGONHA DA SUA PRÓPRIA COMPANHIA

....

Coisas para fazer sozinha

Quem nunca ouviu dizer que mulher sempre

vai ao banheiro de duplinha? Eu nem sabia que isso era uma tradição até ouvir enunciada pela primeira vez e me sentir impelida a fazer isso também.

Quando pararmos para pensar, até pouco tempo atrás as mulheres precisavam se casar para obter alguma autonomia na sociedade, e, ainda assim, eram submetidas ao marido.

Há séculos e séculos a gente se acostumou a ter sempre alguém nos tutelando. Primeiro os pais, depois o namorado ou marido... Toda a sociedade é feita para nos moldar para sermos dependentes de outras pessoas.

Onde, na sua evolução de vida, está o tempo para aprender a ser sozinha?

Um passo muito importante para nossa liberdade e bem-estar é aprender a apreciar nossa própria companhia. Quantas coisas você já fez sozinha?

Meu maior medo é um dia estar numa boa, devorando dois sanduíches do McDonald's ao mesmo tempo e algum adolescente postar uma foto minha no Twitter com a clássica legenda: liberdade ou solidão?

Pois é, a essa altura do campeonato, ainda há quem ache estranho ver uma pessoa sozinha em atividades cotidianas. Seja no cinema, numa praça de alimentação ou até mesmo numa praia.

Eu acho esse tipo de pensamento muito conservador e nós, solteiras, mais do que nunca precisamos honrar nosso direito de ir e vir. Nós não somos as mulheres indefesas que querem nos convencer que somos. Somos livres, independentes e plenamente capazes de ir para onde quisermos, sem precisar de uma companhia que nos faça sentir protegidas.

Já deixou de fazer algo por falta de companhia?

Então, a não ser que seja algo como um jogo de xadrez ou uma aula de dança com pares pré-definidos, quero que isso não seja mais uma realidade na sua vida. Se joga no mundo, garota!

A princípio, fazer coisas sozinha pode ser meio aterrorizante, mas te garanto que não tem nada de mais e que quanto mais você exercitar, mais vai tomar gosto pela coisa.

Pra começar: tirando os adolescentes do "liberdade ou solidão?", provavelmente ninguém vai prestar atenção em você. Juro. Não queria ser a portadora dessa notícia, mas você não é tão única e especial quanto você pensa. Na maior parte do tempo as pessoas vão estar ocupadas tomando conta das próprias vidas e nem vão reparar na sua presença.

Não existe um tutorial de como sair sozinha, porque para isso você vai precisar das mesmas coisas que precisa para sair acompanhada (exceto pela companhia): disposição, coragem, rolé definido e meio de transporte.

Tendo esses ingredientes, pegue suas coisinhas e vá pro seu rolé.

É claro que existem lugares mais fáceis e mais difíceis para se ir sozinha, então vamos começar pelo mais fácil:

A praia.

Eu AMO ir à praia sozinha. É um lugar que dispensa completamente a presença de outras pessoas. É claro que eu adoro ir à praia com os meus amigos e passar o dia todo tagarelando e tomando cerveja, mas também não ligo de ir sozinha. Tudo que a gente precisa é relaxar e tomar banho de mar, e é ótimo relaxar sozinha.

Eu gosto de levar algo para ler quando vou à praia sozinha, ou de ter sempre à mão uma *playlist* bem gostosa. Já experimentou? Leva este livro para tomar um sol contigo na praia!

Passar o dia inteiro olhando o mar, lendo, pensando na vida e tirando uns cochilos é o máximo. O momento da praia em que a presença de terceiros se faz mais necessária é na hora que você quer ir ao mar, mas, felizmente, apesar de seus inúmeros defeitos, o povo brasileiro tem uma característica maravilhosa que é a de sempre aceitar "dar uma olhadinha" nas coisas de um estranho enquanto ele vai na água.

Então dê seu mergulho sem medo, aproveite para agradecer ao mar pelas coisas da sua vida e pedir que ele leve as que não são tão boas, despreocupada, porque suas coisas estarão sob boa vigilância.

Foi na praia sozinha? Gostou? Você também pode ir em parques. Isso também serve se você mora num lugar que não tem praia!

Parques são ideais para fazer bucólicos piqueniques com você mesma enquanto lê o conto mais recente da revista *New Yorker* ou um mangá, a depender da sua personalidade. Você pode posicionar seu celular nos mais inusitados lugares e tirar lindas fotos de você mesma.

Além disso, em parques você entra em contato com a natureza, o que traz efeitos colaterais positivos para a maioria dos seres humanos. Mesmo se for horrível, pelo menos você vai ter respirado um pouco do ar que fica fora do seu quarto.

O que é ótimo, por exemplo, caso alguma coisa no seu quarto esteja fedendo. Nosso nariz se acostuma com os odores, então às vezes você não vai se tocar que seu travesseiro está com um cheiro diferente até passar um dia inteiro fora e enterrar sua cabeça para dar uma longa fungada na sua baba acumulada por meses. Viu? Sair sozinha traz inúmeros benefícios.

Esses conceitos valem para qualquer tipo de atividade ao ar livre. Depois que você explorar os parques, pode se aventurar também por outros horizontes. As possibilidades são infinitas.

Mas agora sobre atividades mais difíceis: que tal experimentar ir em museus e livrarias?

Eu sempre via isso em filmes e não sei se porque na minha cidade nem existem livrarias ou se por implicância, mas sempre achei que no Brasil ninguém ia em livrarias. Até descobrir que as pessoas não apenas vão, mas passam bastante tempo nelas. Será que você está me lendo em uma agora?

Livrarias são ambientes muito agradáveis porque, além dos vários livros, às vezes existem cafeterias dentro delas, que fornecem um lugar excelente para ficar lendo, escrevendo ou pensando na vida.

Você pode pensar: eu poderia fazer isso dentro da minha própria casa. Eu também pensava assim! Mas com o tempo percebi que a nossa vida é muito mais definida pelas Pequenas Coisas que acontecem nela do que pela Grandes Coisas. Vale muito fazer dessas pequenas coisas especiais. Então, sabe aquela tarde de domingo que você ia passar sozinha em casa mexendo no celular? Vai passar numa livraria! É legal, grátis, e você ainda vê um monte de coisa acontecendo.

Já os museus: bem, esses ambientes são majoritariamente dominados por casais que se conheceram em aplicativo e estão tendo o primeiro encontro (fonte: eu), mas são também um ótimo lugar para solteiras irem sozinhas! Muitas vezes nós achamos que nem existe museu na nossa cidade, mas se você procurar, tenho certeza de que deve ter algum muito interessante perto de você (se você não sabe onde achar, o site museus.gov.br lista todos os museus federais por região).

O museu é um local que dispensa a presença de outras pessoas, uma vez que o ponto todo é a sua conexão pessoal com a arte. Honestamente, eu raramente me conecto de forma pessoal com a arte que eu vejo em museus, mas espero que de tanto ir, um dia acabe desenvolvendo essa característica.

Na pior das hipóteses, pelo menos você vai realizar uma fantasia de parecer uma mulher misteriosa e entendedora de arte num museu. Eu não sei se você tem essa fantasia, mas posso apostar que sim se crescemos assistindo aos mesmos filmes da sessão da tarde. Além do mais, museus geralmente têm dias de entrada gratuita e são um ótimo programa para se fazer quando tá sem grana. Além dos museus de arte, museus de história natural, antropologia ou dedicados a um tema específico também podem ser excelentes e divertidíssimos. Você pode aprender muito sobre sua própria cidade ou sobre baleias e exibir todo o seu conhecimento adquirido na próxima vez que precisar jogar uma conversa fora.

Se você vai em museus e livrarias, está preparada também para ir em cafeterias. Sejam elas dentro de livrarias e museus ou não. Sabe a mulher adulta que faz coisas que você sempre quis fazer? Agora ela é você!

Cafeterias são um ótimo local para trabalhar caso você faça *home office*, e também são bons lugares para ler e escrever. Além de, é claro, tomar café.

Outro lance legal é criar suas próprias tradições para fazer sozinha. Que tal todo domingo tomar um *brunch* maneiro e anotar suas metas da semana?

Isso pode ser feito em cafeterias ou restaurantes, e você pode ficar meio assustada com a ideia de comer sozinha, mas saiba que a ideia de comer acompanhada é MUITO mais assustadora.

Quando você come sozinha, você não precisa se preocupar se tem algo grudado no seu dente ou em calcular o tempo certo entre estar com a boca cheia e a boca livre para falar. Só vantagens.

Quando como sozinha em restaurantes, acho chique pedir um drink e beber antes da comida. Tem um ditado que sempre funciona na minha vida que é o *"fake it 'til you make it"*, que significa mais ou menos: finja até conseguir.

Minha ex-analista desaprovava veemente esse método, mas eu adoro e dá supercerto para mim todas as vezes. Qualquer coisa que quero ser mas não sou ainda, finjo que sou até me transformar. Por exemplo? Quero ser uma mulher confiante que vai sozinha a um restaurante, mas não sou ainda? Tudo bem. Hoje eu vou nesse restaurante fingindo que sou a mulher confiante que vai sozinha. Nossa! Nem foi ruim! Estou pronta para fazer isso de novo várias vezes!

Tá vendo? Consegui.

Você pode usar esse raciocínio nos mais diversos aspectos da sua vida, inclusive para... ir ao cinema.

O cinema é outro lugar que eu penso que as pessoas deveriam PREFERIR ir sozinhas. Veja bem: é uma cabine escura que você paga para entrar e onde as convenções sociais te proíbem de se comunicar com outras pessoas.

Logo, não é um bom lugar para ir com os amigos, uma vez que você não pode conversar com eles lá dentro e, como vamos falar em breve, não é um bom lugar para um *date,* uma vez que não faz sentido você pagar uns trinta reais para ficar se beijando com alguém num local, sendo que você poderia ficar se beijando com alguém sem pagar.

O cinema NECESSITA que você esteja prestando atenção ali na tela, que você doe seu tempo e seu intelecto a ele, é uma ARTE. Portanto, nada mais normal que você aproveitar esse momento imersivo sozinha.

Tem alguns filmes (meu tipo menos preferido de filme) que você sai da sessão sem entender muita coisa e pensa que seria bom ter alguém ali para perguntar o que a pessoa entendeu, mas provavelmente a pessoa que estaria te acompanhando também não teria entendido muito mais do que você. Além disso, sempre dá para aproveitar a deixa para falar sobre isso com alguma senhora que você conheceu na fila do banheiro pós-sessão. Aposto que várias amizades já foram criadas assim.

Numa dessas, acabei fazendo uma pergunta extremamente burra sobre o filme (na hora eu não sabia que era burra e se tiver alguma professora me lendo vai dizer que nenhuma pergunta é burra) para uma moça na minha frente na fila do banheiro, e a resposta dela em tom de obviedade me assombra até hoje. Não superei esse dia, a ponto de estar escrevendo isso aqui neste livro. Menos um assunto para levar para terapia.

Com isso, quero te mostrar que, bem, às vezes nossas aventuras solitárias podem levar a situações constrangedoras, mas que no geral valem a pena.

Os lugares mais difíceis, socialmente falando, para se frequentar sozinha são os bares e baladas. Porque esses lugares pressupõem a existência de um grupo para complementar a diversão, e de fato são lugares mais legais para ir em grupo. Mas não há mal nenhum em ir sozinha!

Nessas situações eu gosto de me vestir com a roupa que faz com que eu me sinta mais linda e fingir toda a confiança do mundo, e sempre acabam acontecendo coisas ótimas.

Numa balada sempre tem aqueles grupos de amigos que são legais e que não vão pensar duas vezes antes de te incorporar. Fora isso, também não tem nada de errado em dançar sozinha.

Em bares, o princípio é o mesmo do restaurante: não tem nada de errado em estar sozinha. Além disso, se você estiver disposta, muita gente flerta com mulheres que estão sozinhas em bares. A maioria dos caras que vai te abordar provavelmente vai ser bastante inconveniente, mas com alguma sorte você pode viver seu próprio dia de filme da Julia Roberts e conhecer algum estranho carismático e sensual.

Tendo em vista que esse é um livro extremamente honesto, onde também exponho minhas vulnerabilidades para vocês, tenho que confessar que apesar de ser acostumada a fazer diversas atividades desacompanhada, sempre tive PAVOR de passar o meu aniversário sozinha.

Eu já trabalhei em vários bares e casas noturnas e, tal como os adolescentes que se questionam sobre "liberdade ou solidão?", eu sempre ficava pensando isso sobre pessoas que passavam o aniversário sozinhas em algum lugar ou, o que eu achava pior, com a companhia de algum desconhecido.

Até que num ano que minha vida estava HORRÍVEL eu resolvi que iria deixar ela PIOR AINDA passando meu aniversário sozinha.

Eu tinha combinado de encontrar alguns amigos numa festa, mas resolvi sumir do mapa e ir beber numa escadaria que é um local badalado. Consegui sustentar a personagem por uma hora até um cara roubar a bebida que eu estava bebendo, enquanto me dizia que era um Oráculo que ia ler meu futuro e, quando ele leu, era uma frase aleatória do Kafka.

Bem, coisas aleatórias acontecem quando você está sozinha. Eu adoro contar essa história. Mas só até essa parte.

Porque a parte dois envolve eu respondendo as mensagens de um cara que eu não conhecia, a caminho de encontrar meus amigos, e ele querendo ir me encontrar numa balada no meio da noite do meu aniversário. Isso culminou em passar os próximos dois anos unilateralmente apaixonada por ele.

Um ótimo caso em que o ditado "antes só do que mal-acompanhada" se confirma. Esse inclusive deveria ser o subtítulo deste livro, pois é a conclusão geral que eu cheguei na minha vida.

Mas voltando às coisas positivas e individuais:

Sabem uma coisa que vale muito a pena? Viajar sozinha.

Para viajar sozinha você vai precisar de MAIS coragem, além de ter toda a questão da logística, mas, acredite: vale muito a pena.

Viajar sozinha é uma sensação indescritível. E não precisa ser uma viagem para longe não, tá? Dá para escolher qualquer cidadezinha perto da sua. Você pode até passar uns perrengues, mas prometo que a experiência vai ser transformadora para você.

Viajar por si só já é algo muito legal. E viajar sozinha tira a gente do nosso ambiente, nos dá a chance de conhecer pessoas que não conheceríamos em outro contexto e, principalmente: dá a chance de se sentir plenamente no controle da sua própria vida.

Você pode acordar e dormir a hora que quiser, comer a hora que quiser e basicamente fazer qualquer coisa que te der na telha. Viajou para a praia e quer passar o dia todo trancada num quarto vendo série? Não tem problema! Quer ir para a praia ver o nascer do sol e só voltar ao anoitecer? Também não tem problema. Quer beber uma garrafa de vinho inteira sem motivo em plena terça-feira? Vai fundo, garota.

Temos responsabilidades normais e responsabilidades sociais o tempo todo na nossa vida. Fazer tal coisa porque tem que fazer, ou porque alguém espera que você faça. Assim, acaba que sobra pouco tempo para respeitar seu eu interior, sabe?

Viajando sozinha, você consegue ser 100% fiel a você mesma sem ter que se adequar a NADA de outra pessoa. Por mais que a gente tenha ótimos amigos superparecidos com a gente, ao viajar com amigos, temos que nos adequar e fazer concessões. Sozinha você só faz concessões para você mesma.

Uma vez eu resolvi viajar sozinha e meu plano era ser uma dessas mulheres misteriosas que viajam sem companhia e passam o dia na praia bebendo vinho e lendo livros com olhar *blasé*, sem trocar uma palavra com pessoa alguma por sete dias.

Na minha primeira noite tomando vinho sozinha na rede da pousada, um *heterotop* — classe de homens da qual em geral mantenho distância — me abordou me convidando para um churrasco que ele e os amigos estavam fazendo na área comum da pousada e, bem, eu não tinha mais nada para fazer.

Isso culminou, no dia seguinte, na mais doida *trip* de ácido da minha vida, em aulas de surf e amigos que eu nunca faria em outro contexto e que trago com carinho até hoje.

Claro que você precisa sempre estar ligada na sua segurança e não fazer nada imprudente, mas confio no seu discernimento e intuição.

Coisas boas e diferentes acontecem quando você está sozinha e aberta.

É bom sair da sua zona de conforto e se desafiar, descobrimos muito sobre nós através do outro e é bom ter contato com novas pessoas que não estão inseridas no nosso cotidiano.

Fora isso, quando você está conhecendo novas pessoas em um novo ambiente, você pode usar a personalidade que você quiser. Quer ser misteriosa? É tímida, mas quer tentar ser tagarela? Vai nessa! A gente pode mudar muitas coisas ao longo da vida.

É o que eu já te contei:

Fake it 'til you make it.

HONRAR A TECNOLOGIA E USÁ-LA A SEU FAVOR

....

Usando aplicativos

Eu acho um pouco contraditório que, num

mundo onde a gente passa a maior parte do tempo na internet, algumas pessoas ainda achem constrangedor conhecer gente online.

"Vou mentir sobre onde nos conhecemos."

É a frase presente em nove a cada dez descrições em perfis de aplicativos de relacionamento.

Por quê?

A internet toma grande parte das nossas vidas e do nosso tempo, e é no mínimo... antiquado esse preconceito que muitas pessoas ainda têm com essa modalidade de flerte.

É claro que o flerte online tem algumas desvantagens quando comparado com o flerte presencial, mas ele também tem valor e alguns pontos fortíssimos, diga-se de passagem.

Os aplicativos têm suas particularidades que para uma usuária de primeira viagem podem significar furada na certa. MAS quem de nós, solteira, não se mete o tempo todo em furadas, né? Nossa vida é basicamente ficar remendando os erros que cometemos, mas vamos que vamos.

Minhas experiências pessoais em aplicativos não são especialmente boas, mas, adivinhem: minhas experiências pessoais fora dos aplicativos também não são muito melhores.

Minha teoria é que o lugar (ou não lugar) em que você conhece a pessoa no geral não tem a menor interferência no resultado da relação. Digo no geral porque existem algumas exceções, como você se envolver com um *fake* ou com alguém que cheira muito mal, casos em que ter visto pessoalmente a pessoa antes evitaria alguns desgastes. Mas, como eu ia dizendo, a vida da mulher solteira é feita de furadas e desgastes.

Eu lembro a primeira vez que baixei aplicativos para encontros. Tinha acabado de fazer dezoito anos e estava ávida por sair em *dates* (assunto que também é explorado neste livro). Como eu era bem inexperiente, achei de bom tom marcar vários encontros seguidos com caras diferentes e ir testando várias personalidades para ver qual era minha personalidade de *dates*. Num dia eu ia mais alegre, no outro, mais introspectiva, em um, falava tudo da minha vida, no outro, fazia a misteriosa. Não faço a menor ideia se isso é saudável, mas na época pelo menos foi legal.

O meu Segundo Grande Trauma Masculino (o primeiro, por questões freudianas, costuma ser o pai) saiu de um desses encontros e aplicativos, mas de maneira alguma culpo o meio de encontro pela péssima experiência que tive. Eu poderia ter conhecido esse meu Trauma num bar ou numa balada. Ok, provavelmente não, porque ele não ia em bares nem em baladas. Mas, bem, numa livraria. Inclusive, eu sei que sugeri algumas palavras atrás a ida despretensiosa em livrarias, mas fica o alerta: Atenção com os boys que frequentam livrarias.

A questão é que aplicativos são ambientes tão hostis quanto quaisquer outros, e precisamos estar atentas como de costume.

O conceito de que aplicativos são como cardápios de gente se popularizou, e até acho que são. Por isso mesmo é necessário saber escolher. Assim como na natureza selvagem, nos aplicativos existem homens em todos os seus estados: solteiros, casados, legais, chatos, em relacionamento aberto, em relacionamento fechado, cheirosos, fedidos, altos, baixos, com fetiche em calcinha, com fetiche em pé, que vão pedir para você fazer cocô sentada no colo deles (os exemplos dados neste livro não têm nenhuma conexão com a realidade, este último foi completamente aleatório), que vão querer que você faça um ménage com o chefe deles, que querem uma psicóloga sem pagar, que querem fazer ciúme na ex, que não estão prontos para um relacionamento, que querem entrar num relacionamento com a primeira pessoa que passar na frente, que têm fetiche em lactante, que querem alguém para dividir o aluguel, que querem te dar pontos por itens que constem no seu perfil, e, talvez, apenas talvez, entre eles exista um homem que se enquadre no que você está procurando. O que nos leva ao item crucial sobre aplicativos:

O QUE VOCÊ ESTÁ PROCURANDO?

Talvez essa pergunta te faça parar para refletir, talvez você precise até mesmo pensar nela em um sentido mais amplo. Pode ser que esse questionamento te guie por toda a sua experiência neste livro, pode ser ainda que finalmente entender o que você está procurando mude toda a sua VIDA.

Digo isso porque, após muitos (muitos mesmo) anos rodando aplicativos a esmo, eu percebi que não estava procurando nada específico. Entrar em *apps* era um ato mecânico. Passados os anos iniciais em que eu saía com vários homens, testava coisas diferentes e tinha vários primeiros encontros, uma parte de mim começou a ter preguiça. Percebi que eu nunca iniciava conversas com uma vontade real de conhecer o cara que estava ali se apresentando para mim. Virei a famosa COLECIONADORA DE *MATCHES*.

Eu sequer sabia que existia essa nomenclatura até começar a ver em diversos perfis masculinos. "Não me dê *like* se você for uma colecionadora de *matches*"; "Desfaço o *match* em 24 horas pois não serei mais um *match* para sua coleção." Não vou nem entrar no mérito da fragilidade do ego masculino e se eles deveriam se dar essa importância toda, pois agora o holofote está sobre nós, as solteiras.

A coleção de *matches* de fato é um afago pro ego. Você abre um *app*, *constata* que 184 caras que você achou pegáveis também te acham pegável e isso basta para suprir a necessidade de se sentir desejada. Basta? Às vezes até basta, mas aí é importante que você pare para pensar no que você está fazendo nos *apps*.

Se você está lá só para colecionar *matches*, não tem O MENOR problema. Mas se tiver intenções reais de conhecer alguém e acabar se transformando numa colecionadora de *matches* acidentalmente, precisamos trabalhar isso.

Saber seu objetivo ao entrar num *app* é fundamental. O que você está procurando? Alguém para conversar, para dar uns beijos, um parceiro para uma vida inteira? É preciso ter isso em mente para saber o que aprovar e o que descartar.

Também é essencial lembrar que uma pessoa para trocar uma ideia e te fazer companhia não precisa necessariamente ser alguém com um perfil que se encaixe perfeitamente no que você espera para o amor da sua vida (estou falando como se fosse uma coisa óbvia, mas demorei vinte e cinco anos de vida e três de terapia para chegar a essa conclusão). Se divertir também é legal! Nesse caso, você pode dar coração em homens que te agradem esteticamente e que não tenham nada muito bizarro no perfil.

Agora, se você está procurando seu futuro namorado e não abre mão dos seus critérios, você vai precisar analisar cuidadosamente tudo que lhe apresentam. Só tem foto na balada? Tem foto com a família? Tem foto com animal? Criança? Na Torre Eiffel? Quais dessas coisas você acha positivas e quais acha negativas?

Eu, por exemplo, nunca dou *like* em homens muito esportistas porque seria uma relação fadada ao fracasso, uma vez que eu jamais acordaria às cinco da manhã para escalar uma montanha ou passaria quatro dias fazendo trilha e acampando no meio do mato com um monte de mosquitos. Mas essa sou eu, se você for do tipo atlético, manda ver. Como dizem: o que seria do azul se todos gostassem do verde, né?

Após decidir o que você está procurando, fica mais fácil entrar num aplicativo com um objetivo e deixar que ele te guie por suas escolhas. A sua intuição também é importante, assim como analisar direitinho o perfil para poder deslizar para a direita com sabedoria.

Agora vamos ao segundo passo:

QUAL MENSAGEM VOCÊ QUER PASSAR?

Acredito que, a essa altura do campeonato, a gente já tenha superado o debate sobre a superficialidade dos *apps*. Mesmo no flerte presencial a aparência costuma ser um fator determinante e, por isso, precisamos falar sobre COMO VOCÊ SE APRESENTA.

Começando pelas fotos: sua primeira foto vai ser sua primeira impressão para todo aquele mundo de homens presente no aplicativo. Portanto, essa foto precisa ser estrategicamente pensada para atrair certeiramente o seu público-alvo.

Mas qual é seu público-alvo? Surfistas? Vale uma foto na praia. Nerds? Uma foto tirada numa exposição ou com elementos que mostrem o que você curte. Atléticos? Foto no espelho da academia. Homens baladeiros? Foto com *tag* de balada e a taça de gim na mão. Homens caseiros? *Selfie* em casa, de preferência com seu dog. Acho que vocês já pegaram a ideia, né? A primeira foto precisa ser um retrato de quem você é e que passe essa mensagem para os homens que você quer encontrar.

Isso falando bem genericamente, se você não tem algum interesse específico nem quer encontrar nenhum tipo específico (o que torna a missão um pouco mais difícil, uma vez que são os gostos em comum que nos agrupam num primeiro momento), siga seu coração e coloque alguma foto em que você se sinta muito gata e o mais próximo da realidade possível, para que você não fique insegura pensando se é muito diferente em foto.

O que, inclusive, é uma bobagem. Basicamente todo mundo é igual pessoalmente e por foto.

Depois da foto de perfil, temos as outras. A verdade é um pouco triste, mas quase ninguém lê a descrição nos *apps*. Eu, por exemplo, só leio a dos homens cujas fotos transmitem exatamente o que eu procuro. Uso a descrição para confirmar se o discurso dele é alinhado com a prática. Por exemplo, se não tem nenhuma foto dele fazendo trilha e na descrição está escrito "amo trilhas!", vocês já sabem o que eu faço, né?

Eu sei que toda hora eu estou usando esse exemplo, mas é que eu realmente odeio fazer trilha e, por algum motivo que ainda não elucidei bem, os aplicativos concentram a maior quantidade de homens trilheiros por byte quadrado. Uma das minhas teorias é que esses homens não são muito de beber nem de sair, o que torna os *apps* a melhor opção para eles conhecerem gente com o estilo de vida parecido. A segunda melhor, na verdade, porque a primeira é... a trilha!

Nas suas outras fotos você precisa facilitar o entendimento da sua personalidade para o interlocutor. Você é mais baladeira ou mais família? Escolha entre uma foto na balada e uma com a sua família conforme sua resposta. Se você for ambas, coloque as duas, pois equilíbrio é tudo. Você é mais de praia ou de cachoeira? Mais de Brasil ou de mochilão pela Europa? Gosta mais de Carnaval ou de livros? Tente exibir ali todos os seus traços através de imagens. Claro que estou sendo simplista e dicotômica, mas é que, até que se prove o contrário, a cabeça dos homens também é simplista e dicotômica.

Fotos arrumadas, vamos para a descrição?

A descrição pode ser a última coisa que alguém vai olhar, mas ela é crucial na hora de finalizar a escolha do *match*. Você pode ir com a escolha segura, como uma letra de música ou uma citação (de preferência que não seja muito batida), tentar ser engraçadinha, colocar alguma polêmica ("Meu único defeito é comer macarrão com feijão"), ou tentar falar algo mais sério sobre você.

Eu particularmente acho bobo quem escolhe se definir pela profissão, lugar onde mora ou escola em que estudou. Você, um ser humano único e complexo, tem uma única chance de falar honestamente sobre você para alguém, com limite de caracteres, e vai escolher escrever "Advogada, 25, Botafogo. PUC-Rio"? Vamos lá, garota, você consegue fazer melhor que isso!

Coloque suas preferências, o que você gosta de fazer, lugares onde você gosta de ir ou coisas que façam seu coração bater mais forte. Se definir por CEP ou diploma não vai te ajudar a encontrar alguém supercompatível com você, afinal, essas coisas não significam nada.

Eu não acho uma boa ideia conectar seu Instagram com esses *apps* porque, no geral, expomos bastante nossa vida no Instagram e não curto a sensação de dar tanto acesso assim à nossa vida para desconhecidos. Primeiro que não é só com quem você dá *match* que vai poder ver seu Instagram, segundo que, em caso de *match*, é bem mais legal conhecer a pessoa e descobrir aos poucos do que ela gosta do que só ver seu perfil numa rede social e já ter o relatório completo de todo o presente e passado, desde onde ela passa as férias com a família até que em 2013 ela teve um namorado, porque as fotos seguem lá.

Por outro lado, acho ótimo conectar *apps* de música, porque o que você ouve é um bom complemento para a imagem mental que os parceiros em potencial vão fazer de você.

Perfil pronto, hora de começar a zapear.

Nos *apps* você vai encontrar vários tipos de homens, em diferentes quantidades, e eles podem ser catalogados:

- **Homens que não têm foto:** No geral, são homens casados e com uma descrição que promete um pau grande em troca de relação sigilosa. Não conheço mulher alguma que já tenha dado *like* em um cara desses, e espero que você também não dê;
- **Homens que estão em relacionamento aberto:** Normalmente prefiro não me meter em relacionamento aberto de gente que eu ainda não conheça, e, em todas as vezes que me meti, acabou em confusão. Então se você der *like* em um desses é bom ter atenção redobrada;
- **Homens com foto de terno:** Podem ser advogados, terem ido a um casamento recentemente ou serem pastores de igreja. Você vai ter que avaliar os detalhes para saber (às vezes eles são os três!);
- **Homens que só têm foto em viagem no exterior:** Algumas vezes as fotos datam de dez anos atrás, e eu, por exemplo, sou mais de valorizar a cultura nacional;

- **Homens que postam fotos com animais:** Pode ser que tenha sido totalmente sem querer, mas, com frequência, homens postam esse tipo de foto justamente para sensibilizar as parceiras em potencial e aumentar a chance de *likes*. Um cara esquisito com um cachorro muito bonito fica muito mais atraente;
- **Homens que se dizem *Sugar Daddies*:** Muitas vezes não têm nenhuma foto e oferecem muitas promessas de pagar seus boletos, desde que eles custem até 50 reais. Provavelmente vão querer que você faça sexo no carro com eles (novamente, este livro é 100% fictício e nada do que está relatado aqui aconteceu comigo nem com ninguém que eu conheço). Às vezes se sobrepõem com o homem casado;
- **Homens que fazem trilha:** Já muito discutido aqui neste texto;
- **Homens vegetarianos:** Nada contra, tenho até amigos que são. Acontece que alguns homens têm o vegetarianismo como único traço de personalidade;
- **Homens que têm um único traço de personalidade:** Uma generalização do vegetarianismo. O traço de personalidade pode ser futebol, algum outro esporte, a Marvel ou alguma outra obsessão única que eles tenham;
- **Homens que tiram foto deitados na cama:** Essa posição tenta passar uma suposta inocência e intimidade, mas o braço é sempre estrategicamente posicionado para mostrar os músculos. Eu prefiro os que são mais honestos e mostram os músculos de uma vez;
- **Homens que tiram foto mostrando exclusivamente os músculos:** Se for seu tipo, vá em frente!

E por aí vai.

Passada a fase das escolhas, vem a fase dos *matches*. Depois de dar *match* com um cara, você pode apenas... colecionar aquele *match* (risos). A outra opção é iniciar uma conversa. E é aí que vem a parte mais difícil e a parte em que a maioria dos *matches* morre.

É mais difícil conversar com uma pessoa por texto do que pessoalmente, isso é inegável. Pessoalmente a gente tem a entonação, a risada, os olhares, o toque... diversos artifícios para se fazer apreciada e entendida. Na conversa por texto, o máximo que a gente tem são uns *emojis* para ajudar a passar a mensagem de maneira mais clara, mas não há garantia de que o leitor vai entender o que você está querendo dizer.

Dito isso, o "OI, TUDO BEM?" é o lugar para o qual as conversas vão para morrer.

Eu explico:

Se você diz "Oi, tudo bem?", a pessoa responde "Tudo, e você?", e você responde "Também". É isso. ACABOU a conversa.

O segredo final, a chave para qualquer conversa se desenvolver em um *app* reside JUSTAMENTE no "tudo bem".

O "tudo bem" é o ponto de virada que transforma um *match* desconhecido em um parceiro em potencial. Acompanhem comigo:

NUNCA VAI PODER ESTAR TUDO BEM.

Mas CALMA.

Não saia despejando no primeiro pobre coitado todos os seus problemas e medos mais profundos, não diga que está mal. MAS USE A VÍRGULA.

"Tudo bem, VÍRGULA, MAS...", e aí você fala algo que dê um gancho para a pessoa adentrar no seu mundo.

"Tudo bem, mas tô supercansada por causa do trabalho essa semana."

"Poxa! Com o que você trabalha?"
E a conversa flui.

"Tudo bem, mas tô chateada que não vai dar praia esse fim de semana."
"Nem me fale! Você costuma pegar praia onde?"

"Tudo bem, mas tô inconformada com o final da série que eu tava assistindo."
"Caramba! Qual série?"

Acho que deu para pegar o espírito, né?

Quando você encontrar alguém que você goste de conversar e sinta que é a hora de marcar um *date*, vá! Para mais informações, consulte o capítulo sobre isso.

É importante tomar algumas medidas de segurança. Marque em local público, compartilhando com algumas amigas a localização e o máximo de informações possíveis do cara. Tenha atenção na sua bebida e, de preferência, evite ir para a casa do desconhecido no primeiro encontro. E, se for, avise alguém.

Uma vantagem de conhecer alguém em *app* é que você pode conversar o quanto quiser com a pessoa antes de vê-la pessoalmente, e muitas vezes já na conversa você se decepciona, o que impede que isso aconteça ao vivo e a cores, depois de você gastar tempo se arrumando e, provavelmente, dinheiro para chegar ao local do encontro. Outra vantagem é que você fica com um leque de opções maior, consegue conhecer pessoas que frequentem lugares diferentes dos que você sempre vai e até encontrar quem more em qualquer outro lugar do mundo.

Uma desvantagem é que, na hora do encontro, o cara pode ter bafo, mas, dependendo, você pode até querer ajudar ele a resolver isso.

Não que já tenha acontecido comigo. Ou que eu tenha dito pro cara e ele tenha dito que estava ciente disso.

Enfim!!! Vai com tudo, garota!

Tenho uma história bem legal com *apps,* de quando um dia eu resolvi fazer um perfil para minha mãe e agora ela já está há anos com um homem que conheceu por meio de um *app* e que é ótimo e muito legal. Na faixa dos cinquenta anos, a dinâmica dos *apps* é um pouco diferente, porque eles não têm muito tempo a perder e também gostam de passar muito tempo em ligações telefônicas, mas pode ser algo ótimo para você indicar para sua mãe ou para alguma outra mulher que você conheça.

Não esquece de repassar todas essas dicas, hein.

NÃO DESPERDIÇAR UMA CHANCE {ELA PODE SER A ÚNICA}

....

Primeiros encontros

Primeiros encontros são tão naturais à

mulher solteira quanto sexo ruim e amigos querendo te apresentar alguém (sendo que primeiros encontros e sexo ruim geralmente estão diretamente relacionados). Eles podem ser o pontapé inicial do restante de uma vida feliz com o amor verdadeiro, e, por isso, são considerados tão relevantes e vêm com uma série de expectativas e características muito particulares, que debateremos neste capítulo.

A mística envolvida é grande. Quando se é solteira há muito tempo, sabemos que não há nenhuma garantia de que existirão segundos, terceiros ou quartos encontros. Na nossa rotina, o primeiro encontro com frequência é um filho único e pródigo no qual depositamos energias, apenas para nos decepcionarmos sucessivamente e tentarmos de novo na semana seguinte. E a gente sempre tenta novamente, né? Às vezes até temos longos hiatos por motivos pessoais e diversos, mas eventualmente um encontro cai de paraquedas no nosso caminho e não há motivos para recusar.

O primeiro encontro tem a mesma energia de um seminário do ensino fundamental apresentado infinitas vezes, misturado com o sentimento de entrar numa loja e a vendedora tentar te convencer a comprar algo. Nesse caso, o seminário é a história da sua vida, e você é quem está tentando convencer o parceiro em potencial a te comprar.

"Olha, essa sou eu! Estas são minhas qualidades, esse é meu trabalho, esses são meus hobbies! Eu sou espirituosa, divertida e também inteligente!"

O segredo para esse primeiro contato é não deixar que seus traumas e medos mais profundos se sobressaiam muito, porque, no geral, ninguém está pronto para isso logo de cara. O primeiro encontro é o ambiente perfeito para reproduzir todo tipo de encontro leve e florido que você viu nos filmes. As partes menos bonitas a gente deixa para outra ocasião.

Bem, essa é minha tática, mas eu sou solteira desde que nasci, então pode ser que pessoas que demonstrem espontaneamente suas vulnerabilidades para desconhecidos tenham maior taxa de sucesso em relacionamentos. Entretanto, acredito que eu ainda esteja a uns dez anos de terapia desse tipo de comportamento.

Caso você tenha uma história de primeiro encontro desse tipo que deu certo, me escreva um e-mail contando. Sem dúvida vou gostar de ler e, quem sabe, se houver um número significativo de relatos, eu até cogite mudar minha tática.

Mas, por enquanto, compartilho com vocês minhas técnicas pessoais.

Para que aconteça um encontro, são necessários dois fatores principais: uma mulher disposta e um parceiro em potencial. No capítulo anterior falei sobre alguns tipos de homens que encontramos em aplicativos, e a lista pode ser aplicada nesse caso também, já que muitas vezes você vai encontrar o seu parceiro em potencial em um *app*. Não vou me estender quanto ao comportamento dos homens em encontros, até porque, no fim das contas, os homens são todos mais ou menos iguais.

Dito isso, partindo do princípio de que você escolheu alguém para ter o prazer de desfrutar da sua companhia em um encontro intimista, temos vários fatores preocupantes que permeiam o primeiro encontro, ou *date*, como chamam os millennials.

O local do *date* é fundamental e determinante para seu bom andamento, e, quando incumbida de escolher o lugar, o ideal é que a mulher escolha um local que a valorize e combine com a sua personalidade.

A maioria das mulheres escolhe o bar. Na minha cabeça, há uma diferença clara entre os conceitos de "bar" e "barzinho". Sendo "bar", um bar de fato, com cadeira de plástico e ovo colorido, e um "barzinho", um local com música ruim ao vivo e sobrepreço na cerveja. Mas, novamente, a decisão do local vai de acordo com a personalidade de cada uma.

O processo de escolha de um bar é importante, principalmente se você for do tipo de pessoa que sempre-vai-em-bares. Existe todo um folclore ao redor de um bar: conhecer o cardápio, chamar o garçom pelo nome... Como um primeiro encontro é uma avaliação e a primeira apresentação ao outro dos seus traços de personalidade, é essencial que o bar escolhido combine contigo. Se você é daquelas que acha que todo bar é igual, talvez um primeiro encontro assim não seja a opção ideal para você.

Mas como o bar é um dos campeões nacionais para *dates*, recomendo a leitura para o caso de você ser convidada a um encontro desse tipo.

Essa modalidade de *date* exige preparação, pois te expõe em sua forma mais crua. É só você e o outro, sentados em uma mesa, a bebida entre vocês... O único artifício de que você dispõe são as suas próprias palavras, e é importante que se esteja munido de assuntos suficientes para sustentar a conversa por algumas horas. Do contrário, a estadia nas cadeiras de plástico ou de madeira meio velha poderá ser permeada por um silêncio constrangedor.

Independente do lugar, é sempre bom ter uma lista de assuntos-coringa aos quais recorrer caso o ambiente fique subitamente silencioso. Por falar em silêncio, certifique-se de que o bar que você vai tenha música tocando, mas não tão alta que você não consiga ouvir a outra pessoa falando. Todo o objetivo de um encontro é esse mergulho rumo ao universo do outro, então fica meio difícil mergulhar caso você não esteja escutando o que a pessoa tem a te dizer.

Vale lembrar também que um encontro não é um elevador. Comentários óbvios sobre o clima já são normalmente chatos, e, no meio de um *date*, a percepção sobre esse tipo de comentário não seria diferente. Sim, eu também estou sentindo que está quente, todos nós seres humanos somos dotados de um termostato natural, não é preciso que você enuncie isso para mim, querido!

Eu já fui a um *date* em que, às dez da noite de um dia de fevereiro no Rio de Janeiro, o termômetro marcava trinta graus e meu buço não parava de suar. Achei que seria engraçadinho indagar "como pode fazer tanto calor à noite se nem tem sol?", um erro de cálculo natural quando se está num encontro já um tanto chato. Assim como achei uma boa ideia fazer uma pergunta boba, meu *date* achou uma boa ideia me explicar sobre como os prédios retêm calor durante todo o dia e então o liberam à noite.

Eu já sabia essa explicação e fiquei parecendo burra de graça, além de ter sido um esforço em vão para tentar tornar aquele encontro interessante. Nem preciso dizer que esse *date* foi o primeiro e único. Às vezes basta um par de frases para você saber que a *vibe* da pessoa não é a mesma que a sua.

Eu esperava que ele retribuísse com algum comentário engraçadinho também.

A expectativa era toda minha, eu sei.

Um assunto que pode ser bom para se abordar numa mesa de bar é a cerveja. Todo o conceito de bar gira em torno das bebidas, e, para um observador atento, a cerveja que a pessoa bebe também diz bastante sobre a personalidade dela. Você pode estar pensando que reparo em coisas demais no primeiro encontro, e, sim, mas quanto mais coisas você antecipar, menores as chances de se decepcionar posteriormente.

O nível de compatibilidade no gosto para cerveja pode indicar a compatibilidade para outros zilhões de coisas. Acho que esse, sim, é um assunto, ao contrário de discussões bobas e sem sentido, tipo "biscoito ou bolacha" ou "ketchup na pizza".

Essas discussões muitas vezes são alimentadas por pessoas da internet sem traços relevantes de personalidade, e as preferências nesse assunto não dizem absolutamente nada sobre ninguém, principalmente porque a maior parte do país fora do eixo Rio-SP sequer liga para isso. Mas só da pessoa se interessar por esse tipo de embate já nos diz que ela é chata. Se você discute isso, pare enquanto há tempo.

É possível também discutir assuntos do momento. Alguma notícia, algum acontecimento geral, um festival de música ou algum filme que esteja todo mundo falando. Ter referências é legal, mas cuidado, porque nem todo mundo quer conversar com alguém que faça necessária a leitura de uma bibliografia em anexo.

Pode acontecer que, num primeiro encontro, você não tenha amigos em comum com a pessoa, o que te priva da conversa interessantíssima sobre a "vida de outras pessoas". Então você pode se ver forçada a conversar sobre coisas não tão interessantes, como notícias, cultura geral e política.

Num encontro em bar ou em restaurantes, a posição onde cada um vai sentar é importante. Nos Estados Unidos e na Europa, por exemplo, é comum que os casais sentem-se um de frente pro outro, já aqui no Brasil a gente tem a mania de sentar lado a lado. Eu prefiro me sentar de frente e encarar a pessoa nos olhos. Mas aí vai da preferência pessoal de cada um.

Nesses estabelecimentos há, também, a questão da alimentação. Comer pode ser tanto um ato extremamente sensual como um ato bastante desconfortável, principalmente no meio de conversas. Às vezes a gente fica com vontade de responder a pessoa enquanto ainda está de boca cheia e surgem então mais alguns minissilêncios para lidar, além de existir sempre o risco de ficar com alguma coisa presa no dente.

Outro assunto relevante, que já foi debatido à exaustão em meus grupos de amigas, é "Quem vai pagar a conta?". Minha política pessoal quanto a isso é bastante flexível, mas é importante que você, mulher solteira, já tenha feito suas ponderações e tenha sua política pessoal também definida. Sem julgamentos.

Os *dates* também podem acontecer em shows, rodas de samba e outros locais de socialização, e, com isso, surge mais uma questão: beber nos primeiros encontros? Se sim, quanto? O álcool é uma importantíssima ferramenta de socialização da humanidade, e você, mulher solteira, provavelmente recorre a ela em diversas situações, e tudo bem. A gente só não quer terminar a noite com algum rapaz bem-intencionado segurando nosso cabelo em um banheiro unissex de boteco enquanto a gente vomita, certo?

Se você não é desses programas mais agitados ou prefere algo mais calmo para um *date*, o museu é uma excelente opção. Eu sei que já falei de ir a museus sozinha anteriormente, mas o que posso fazer se eles são locais extremamente multiúso?

Também não sei se tem algum estudo sobre o tema, mas eu, com base em minha observação, afirmo: nunca se foi tanto a museus quanto se vai hoje em dia!

E não é porque as pessoas estão tendo mais acesso à cultura, tampouco por políticas de divulgação de museus. Segundo as minhas experiências, esse movimento se deve exclusivamente ao advento dos *apps* de namoro. Se você for a um museu ou Centro Cultural de qualquer grande capital do Brasil, chuto que 80% dos casais presentes, no mínimo, estão em um primeiro encontro.

Mas por que ir a um museu logo de cara? Bem, não sei quais foram os primeiros aspirantes a casal que optaram por esse ambiente, mas, ao convidar o outro para um museu, você demonstra interesse em coisas culturais e indica um local onde se pode conversar, ao mesmo tempo em que a conversa não é a única opção. Como esses espaços fornecem uma gama de assuntos (os artistas, as obras), é possível manter uma conversa e conhecer melhor uma pessoa que talvez não tenha tantos assuntos em comum com você. Além disso, a maioria dos museus tem áreas que servem de ótimo plano de fundo para beijar na boca, além de cafés bonitinhos onde se pode sentar e tentar entender mais um pouquinho do outro.

Uma vez eu fui a um primeiro encontro no museu, era uma exposição do Salvador Dalí. O cara me disse que Dalí costumava esconder formatos fálicos em todas as suas obras. Achei espirituoso. A gente passou a tarde inteira procurando pintos nos quadros do Dalí! Era um cara esquisito, óbvio que me apaixonei por ele. E a gente se beijou no café do museu e depois na chuva, na saída do museu.

Depois disso tive mais vários encontros no museu, mas não saberia dizer se por falta de artistas tão interessantes ou por companhias não tão compatíveis, nenhum foi tão memorável.

Eu não estou dizendo exatamente para você sair falando de pinto enquanto admira o *Abaporu* ou fotografias do espaço sideral, ok? Apenas ilustrando como podem ser divertidos esses *dates* culturais. Esse cara foi um exemplo perfeito de pessoa que consegue aproveitar o ambiente do museu para quebrar o gelo do contato inicial e criar um laço em uma atividade coletiva. Por mais que essa atividade coletiva não tenha sido lá muito convencional.

Mas se você não for muito do tipo que vai a museus, se sua cidade não tiver museu ou caso sua agenda não te permita estar em uma terça à tarde tomando café enquanto encara minipênis de estátuas renascentistas, tudo bem. Existem várias outras opções.

Contudo, eu sou terminantemente contra primeiros encontros em cinemas. Se o intuito do encontro é conhecer uma pessoa, não faz sentido para mim que se passe a maior parte dele num lugar onde não se pode falar e mal se pode fazer contato visual com o outro. Ademais, se for para ficar se beijando durante todo o filme, eu particularmente prefiro beijar num local onde eu não precise pagar uns trinta reais para entrar. Se eu paguei o ingresso para o cinema, eu vou assistir ao filme. Não tem negociação.

Por falar em locais onde dá para beijar sem ter que pagar, temos os encontros em parques. E quando falo de parques, estou falando sobre aqueles que são agradáveis e tranquilos, com frondosas árvores fornecendo ótimas sombras para se sentar, trocar uma ideia e quem sabe tomar alguma coisa ou fazer um piquenique. Digo isso porque se um interesse romântico me chamar para um encontro num parque daquele tipo que exige roupa esportiva e tênis de corrida, provavelmente irá deixar de ser um interesse romântico.

Eu acredito que, se existe ALMA, a alma de cada um vem para esse mundo com traços específicos. A minha veio com essa característica específica de detestar trilhas e atividades desse tipo num geral. Caso não tenha ficado claro no capítulo anterior, se o cara tem foto fazendo trilha em um *app*, eu imediatamente deslizo para a esquerda. Não tem como dar certo.

Mas voltando aos parques (e bosques!): são locais esteticamente agradáveis e que permitem o contato com o outro e com a natureza. Às vezes contato com o outro até de mais. Uma amiga fez o primeiro boquete da vida em um bosque, o que fez o termo "bosquete" ficar em alta no nosso grupo durante um tempo.

Caso você se sinta tentada a repetir este tipo de comportamento, certifique-se antes que não há nenhuma família por perto, afinal, ninguém aqui pretende gastar o réu primário sendo detida por atentado ao pudor, creio eu.

Dito tudo isso, há uma característica que acho fundamental para definir um encontro como um *date*: o BEIJO. No caso da minha amiga, o beijo foi em um local não convencional, mas vamos nos ater ao beijo clássico, boca na boca. Eu fiz uma extensa pesquisa de campo com diversas mulheres (ok, algumas) e a conclusão foi basicamente unânime. Há controvérsias, eu sei, e tem gente que considera um tempo de qualidade passado ao lado de alguém como um *date,* mas eu estou no time que acha que tem que rolar língua na língua para que o primeiro encontro seja consumado.

Em vários casos, teria sido melhor que nem rolasse a língua na língua, porque tem gente que infelizmente ainda não sabe coordenar bem esse tão importante músculo do corpo humano. Mas é melhor já tomar ciência dessa informação de cara do que arriscar sair mais uma vez com alguém e ter que lidar com um aumento de expectativa e consequente aumento de decepção, se for o caso. É por isso que considero que o beijo é um determinante importante de um *date:* ele é um bom teste para ver se aquilo ali tem potencial de virar mais *dates* ou não.

O momento ideal para o beijo no primeiro *date* geralmente é a hora da despedida. É romântico, simbólico e também inteligente, pois caso o beijo seja ruim, você pode só ir embora, e, caso seja bom, você tem a oportunidade de levar o beijo para algo mais. Em determinados locais, o beijo pode até acabar rolando lá pela metade do encontro, mas daí depende de você ser destemida o suficiente para lidar com as consequências caso o beijo seja ruim.

Uma vez eu beijei um cara que babava tanto que, durante o beijo, eu tive que engolir a baba dele para não morrer afogada na saliva. Eu juro para vocês que se eu me concentro nessa memória por tempo suficiente, fico com ânsia de vômito, mas estou compartilhando com vocês para que estejam cientes do tipo de coisa que pode dar errado.

Além disso, que foi a pior coisa que já me aconteceu em um beijo em toda minha vida até agora, tem sempre o risco de o dente ficar batendo e outras incompatibilidades bucais. Mas uma coisa é certa: o beijo é parte crucial do encontro, para o bem ou para o mal.

Nos *dates*, o vestuário também é relevante. Isso para nós, mulheres, uma vez que o cara provavelmente vai aparecer vestindo uma camisa de time e uma bermuda daquelas que se transformam em calça.

A cultura pop, o patriarcado e o capitalismo fazem com que as mulheres tenham uma excessiva preocupação com a aparência e com o que vestem, para distrair a gente de pensar no que realmente importa.

Mas, voltando aos *dates*: a cultura pop nos ensina a importância da roupa a ser utilizada no primeiro encontro. Eu tenho lá minhas dúvidas sobre essa importância toda, e também não sou muito partidária do uso de um envoltório artificial e que não me faça me sentir como eu mesma. Logo, em primeiros encontros, escolho minhas "roupas-conforto". Aquela roupa favorita que faz com que eu me sinta linda até na TPM, que deixe meus movimentos confortáveis e que expresse mais ou menos quem eu sou.

E sempre com uma lingerie bonitinha por baixo, porque a gente nunca sabe o que pode acontecer depois de um primeiro encontro, né?

E esse é mais um mito presente na mística do primeiro encontro: transar ou não no primeiro encontro? É o que muitas mulheres se perguntam. Eu parto do princípio de que não há a menor garantia de que haverá outros encontros, logo, nós, solteiras, devemos agarrar qualquer oportunidade de saciar nossos anseios mais primitivos. Minha política pessoal é de transar no primeiro encontro caso me dê vontade, mas não se sinta menos descolada por não fazer o mesmo.

Mulheres já são tão cercadas de instruções sobre como devem ser o tempo todo, que é muito importante respeitarmos nossas vontades e desvontades e determinarmos sozinhas nosso limite. Além disso, como eu disse no começo do capítulo: por via de regra, o sexo que segue o primeiro encontro é quase sempre ruim.

Vamos falar disso!

SANTIFICAR O SEU PRAZER E O SEU CORPO

....

A vida sexual da mulher Solteira

Existe toda uma idealização em torno da

vida sexual da mulher solteira. O que eu mais ouço dizer é que a mulher solteira transa mais. Isso de maneira alguma é verdade. Quem transa muito é quem namora ou é casado e tem garantia de sexo bom e seguro três vezes na semana. Para a mulher solteira, cada transa precisa ser conquistada, desenrolada e, eventualmente, até disputada.

Sim, é completamente deprimente que às vezes a gente precise se sujeitar a disputar por um sexo mediano com um homem que, no geral, é ainda mais mediano.

O sexo possui um grande destaque na nossa sociedade, e estamos constantemente nos perguntando se transamos de mais ou de menos. Essa pressão social é bastante nociva. Que atire a primeira pedra quem nunca se enfiou num sexo meio merda, sem sequer estar com tanta vontade assim, só porque estava há muito tempo sem transar. Pode acontecer até com as mais bem resolvidas.

Já vi diversas amigas minhas num semidesespero para transar que não tinha nada a ver com a libido, e sim com o estigma associado à mulher que está há muito tempo sem sexo.

"Nossa, amiga, tá irritada. Há quanto tempo você não transa?" "Amiga, tá precisando transar, hein!" "Ela tá assim porque não transa há muito tempo, é só arrumar um namorado que passa."

Às vezes, reproduzimos esse discurso que, sem querer, retroalimenta um esquema sexo-social que só é favorável aos homens. Imagina um mundo em que as mulheres só transem com homens que realmente as satisfaçam na cama e fora dela?

Pois é, um mundo quase sem habitantes, pois a espécie humana iria parar de se reproduzir.

Esse é um livro para e sobre mulheres, e eu realmente não quero gastar muito do nosso tempo falando mal de homem. Além disso, tem gente que acha que "falar mal de homem é muito 2014", e eu tenho certeza de que esse discurso veio dos próprios homens para, mais uma vez, nos impedirem de conversar sobre as coisas que a gente sente. Inclusive, a primeira vez que ouvi essa frase, ela foi dita por um homem.

Mas tudo bem, seguimos aqui resistindo.

Dito isso: não dá para passar pelo tema sexo sem falar sobre pornografia. Num país onde a educação sexual é quase nula, a maioria das pessoas tem o primeiro contato com o sexo através da pornografia e, meu Deus, isso DESTRÓI a noção sexual das pessoas. No pornô, o sexo quase sempre é um mete-mete desembestado, tudo centrado no pinto e, no geral, a mulher está em posição de submissão ou fazendo coisas dolorosas.

Um monte de menino cresce achando que transar é basicamente ele enfiar o pau dele em algum buraco, ficar metendo até gozar e acabou. E muitas mulheres também pensam assim, e corroboram com a fantasia deles com gemidos e orgasmos falsos.

Clitóris? Nunca nem ouviram falar. Essa é outra frase que já é batida e seria cômica se não sintetizasse a vida sexual infeliz que várias de nós levamos. O ser humano pode ser estimulado em várias partes do corpo, e a mulher também possui esse pequeno órgão de brinde, que é a chave do nosso prazer e que várias vezes é esquecido.

Além de não conhecer o clitóris, muitos homens não fazem ideia de como entender os sinais que o corpo feminino dá. Do mesmo jeito que o homem tem a ereção dele, a gente também tem nossos sinais de excitação, sobretudo a nossa lubrificação. Baby, se você quiser entrar aqui, vai ter que me deixar molhada antes!

Eu não sou educadora sexual e espero muito que você, mulher incrível, bem resolvida, que está lendo este livro saiba que para o sexo ser bom, você precisa estar excitada e que alguém te estimule onde gosta. Você não precisa fingir orgasmo nunca e tem o direito de gozar em toda transa. E também tem o direito de só fazer o que te deixa confortável e que faz você se sentir bem, e que pode e deve pedir para parar a qualquer momento caso não esteja gostando de algo. Tudo bem se você gostar de umas coisas que você acha que são meio esquisitas, nós somos reprimidas para considerar várias práticas como imorais e a sentir vergonha do nosso próprio desejo, mas eles são válidos (no entanto, sempre é bom conversar com o terapeuta se você acha que seus desejos são estranhos, para entender da onde vem isso). Respeite seu corpo, seus desejos e seu prazer.

Estar pelada entre quatro paredes (ou às vezes em locais públicos ou ao ar livre) com outra pessoa é de uma intimidade tremenda. É seu espaço para ser você mesma e respeitar suas vontades. Se liga nisso e aproveita para gozar bastante.

Finalizado esse imenso parêntese um pouco mais sério, vamos voltar para a Odisseia das Solteiras.

Primeiro: assim como quando um não quer, dois não brigam, quando um não quer, dois não transam. Consentimento é fundamental. Conversar com o seu parceiro sobre os seus limites é importante, e é essencial que você se lembre de que não deve sexo para homem nenhum, por mais longe que tenha ido com ele. E, além das noções claras do que é consentimento, temos também o primeiro passo da Missão Transa, que é: ARRUMAR ALGUÉM PRA TRANSAR.

No geral, isso não é tão difícil. A gente vive num mundo que faz com que homens cresçam com a ideia de que não podem recusar sexo, então dificilmente eles irão negar alguém que queira transar com eles. Dá para discutir todas as questões relacionadas a isso (como o fato de que homens também podem não querer transar ou podem querer parar no meio), mas esse não é nosso objetivo aqui. A verdade é que, no final, isso faz com que existam muitos homens disponíveis como potenciais parceiros. A questão muitas vezes está com a gente. Eu, por exemplo, raramente quero transar com a maioria dos homens que quer transar comigo. Eu, vocês e meu terapeuta sabemos que tenho altos padrões de exigência, temperados por alguns traumas de infância, mas a maioria das pessoas que eu conheço também é assim.

Menos uma amiga minha.

Essa amiga começou a namorar aos treze anos e namorou o mesmo cara até os vinte e cinco, e só transou com ele a vida inteira. Até que ela descobriu que foi corna. Ser corna deve ser algo que muda a vida da mulher, e até gostaria de escrever um capítulo neste livro sobre o assunto, mas, como eu nunca namorei, esse não é meu local de fala.

Se um dia eu namorar, volto aqui com um capítulo bônus sobre ser corna, caso o namoro venha com a experiência desastrosa completa. Como minha mãe dizia, "chifre é igual a consórcio, um dia você será contemplado". E, acreditem, ela foi muito contemplada ao longo da vida, então confio na propriedade com a qual ela fala. Então, sim, pode ser que eventualmente eu apareça com uma nova obra literária que aborde essa temática.

Enfim. Essa minha amiga descobriu que foi corna e decidiu fazer o que qualquer pessoa razoável faria: correr atrás do tempo perdido. Mas essa menina levou o correr atrás do tempo perdido para outro nível, ela foi o USAIN BOLT do tempo perdido: transou com CEM CARAS em TRÊS MESES.

Eu não sei se você é boa em matemática, mas isso dá mais de um cara por dia. As circunstâncias foram diversas, não irei entrar em detalhes aqui.

A proximidade com essa amiga me rendeu diversas sessões no divã em que me perguntei se eu estava errada, se ela que estava, se eu tinha libido baixíssima e, principalmente: COMO ela conseguia transar com basicamente qualquer homem que aparecesse?

Ainda não sei, mas a verdade é que, como eu falei lá no começo, não há uma resposta certa para isso. As pessoas lidam com a sexualidade de maneiras diferentes. Porém, às vezes, bem que eu queria sair transando um monte por aí para ver qual é, mas minha cabeça não me permite. E a lubrificação vaginal é controlada também pelo cérebro, aí já viu.

Eu sei que vocês devem estar curiosas. Desses cem homens aí, a maior parte teve um desempenho médio. E, honestamente, para ter uma transa média com alguém que eu não conheço, prefiro usar meus vibradores. Como eu já disse, o vibrador não dorme de conchinha com você, mas odeio dormir de conchinha, prefiro o vibrador, que tem o *plus* de não encher meu saco nem antes, nem depois.

Como eu ia dizendo: arrumar alguém para transar depende muito mais da sua disposição que da do outro. Anteriormente falamos de dicas de *apps* e de encontros que você pode aproveitar nessa jornada. Uma vez arrumado o parceiro, vamos focar nos finalmentes.

Ou melhor: no passo que antecede os finalmentes.

O ritual do sexo é bastante complexo, e, além de arrumar o parceiro, você também precisa se preocupar com o local. A gente que é millennial sabe que morar sozinha na nossa faixa etária é bem difícil, então acredito que a maioria aqui more com os pais ou divida apartamento. Não existem tantos locais assim disponíveis para o coito, e isso não é muito diferente do lado masculino, o que faz com que o arranjo do lugar seja outra complexa parte da transa.

Se algum dos dois morar sozinho, ótimo. Inclusive, essa amiga dos cem caras me alertou que mulheres que moram sozinhas precisam tomar muito cuidado, pois tem muito homem por aí procurando uma mulher que tenha casa para eles poderem sair da casa da mãe. Se é verdade, eu não sei, mas ela tem bastante experiência no ramo, então achei uma boa ideia repassar esse conselho.

Se ele morar com os pais e você se dispuser a ir à casa dele, esteja preparada para cumprimentar os pais dele de manhã ou, ainda, a esperar as complexas oportunidades em que não vai ter ninguém em casa e você poderá ir sem medo. Se você morar com os pais, mesma coisa.

Se você mora com amigos, muitas vezes a coisa fica um pouco mais fácil. Uma vez morei numa república com mais quatro meninas, duas com as quais eu dividia o quarto. A gente era bem... liberal? E aí a regra da república era a seguinte: quem quisesse transar, transava na sala. Foram incontáveis as vezes que eu acordei para ir para a aula e dei de cara com desconhecidos seminus dormindo tranquilamente na sala de casa. Ótimos tempos.

Ter colegas de apartamento também é um ótimo jeito de arrumar gente para transar, porque os homens com quem elas transam costumam ter amigos. O aspecto negativo de ter colegas de apartamento é um monte de vasilha com comida estragada na geladeira e briga por causa de cabelo no ralo do banheiro. Aí você tem que pesar os prós e contras e ver o que compensa para você.

Também existe a opção do motel, que vai exigir algum tipo de acordo sobre quem vai pagar e, principalmente, o dinheiro para pagar. Honestamente, eu, até o momento, nunca estive numa situação em que quisesse tanto transar que estivesse disposta a gastar dinheiro para isso, mas cada uma sabe da sua libido. A dica para motel é levar uns snackzinhos na bolsa, porque comida de motel é cara, e saber que se você beber a água do frigobar, encher com água da torneira e colocar de volta no lugar ninguém vai saber.

Algumas vezes são mais fáceis porque você encontra uma pessoa que quer transar num lugar mais acessível, tipo a casa de um amigo (mas essas vezes são raras). Eu já transei várias vezes na cama dessa minha amiga dos cem caras — e vejo agora que estou falando muito dela nesse capítulo, mas é que ela realmente é a chave de diversos ensinamentos sexuais que estou agora repassando —, e teve uma vez que eu estava sentando na cara de um menino e bati com o dente tão forte na parede que deixou uma marca de sangue da minha gengiva.

Ela teve que pintar a parede.

Felizmente ela não me cobrou reembolso. É por isso que é importante levar em conta esses aspectos ao transar na casa de outra pessoa, uma vez que o sexo pode ser cheio de fluídos e bagunça, então preste atenção, ou, do contrário, você pode acabar tendo que reembolsar prejuízos financeiros de terceiros.

Encerrando a editoria Lugares Para Transar, existem diversos locais públicos e gratuitos, mas valem algumas observações. Você realmente quer gastar seu réu primário com atentado ao pudor? Chegar diante de um juiz e falar: MERITÍSSIMO, MEU CRIME FOI MAMAR DEMAIS? Pondere isso antes de correr certos riscos. Além disso, hedonisticamente falando, a chance de transar de forma desajeitada numa praça ou ao lado de um ônibus numa rua deserta (qualquer semelhança com a realidade é mera coincidência) dificilmente vai ser prazerosa e completa para a mulher. Vale mais pela adrenalina. Vale hipoteticamente falando, não estou aconselhando nada, você que tem que pesar aí o que te faz feliz, tá?

Eu já estou exausta só com esses passos, mas ainda tem alguns outros fatores que precisamos considerar antes do sexo.

Depilação não é uma questão para mim. Quem quiser comer, comerá do jeito que estiver, e há anos não me preocupo com depilação para sexo. Minha relação com depilação é: depilo quando me dá vontade. Mas sei que não é assim para todas e gostaria que você, mulher que está me lendo e que se inclui nessa categoria, refletisse sobre isso. Sabe quem tem buceta sem pelos? Crianças e adolescentes. Os homens viciados em pornô no geral têm essa expectativa de encontrar uma vagina sem pelos, e adivinha? Mulher adulta tem pelo! Então desencana dessa e transa do jeito que você se sentir mais confortável. Se for sem pelos, tudo bem, mas reflita sobre a origem dessa vontade de estar sem pelos e veja se é sua mesmo.

Há também a questão da ROUPA DE TRANSAR.

As pessoas no geral transam sem roupa, mas mulheres costumam demonstrar uma preocupação excessiva com lingerie. Existe, por exemplo, o mito de que lingerie bege não é sensual, que não faço a menor ideia de onde veio, ou de que todo homem gosta de lingerie vermelha, mas nada disso importa. No fim, o importante é usar o que você achar confortável e te agradar, justamente porque o que você veste é só um aperitivo. Pode ser legal usar uma lingerie especial para apimentar alguma data ou as preliminares, ou uma que te faça sentir como uma grande gostosa, mas não estar com "calcinha de transar" não deve ser um fator que te impeça.

Uma das minhas melhores transas inesperadas aconteceu quando eu estava usando minha calcinha favorita, uma dessas que tinha uma daquelas manchas de menstruação que não saem de jeito nenhum e eu não quis jogar a calcinha fora porque ela era minha favorita e calhou dessa transa aparecer num dia que eu tava triste e usando minha calcinha favorita pra ver se ela me animava.

Já conheci mulheres também que só transavam de sutiã por estarem inseguras com os peitos. Se você for uma dessas mulheres: Ei, para com isso!

Como eu falei aqui, o sexo é o momento que você tem pra ser mais você mesma.

Agora que já estamos com (ou sem) a roupa de transar, é hora de falarmos do sexo propriamente dito.

O ato sexual em si pode se dar de diversas formas e tudo bem, o que importa é você aproveitar.

Pra mim, por exemplo, o beijo, o toque, uma mão aqui, outra mão ali, são etapas indispensáveis. Sexo não é só a penetração, e esse processo de carícias, de beijos, de exploração do corpo um do outro é tão importante quanto ela – e, para muitas mulheres, até melhor.

Já na penetração, sei muito bem o que me agrada e o que não me agrada. Sou uma mulher cansada e minha posição favorita é deitada de bruços. Adoro ficar lá deitadinha e apreciar o prazer que esse ângulo proporciona. Estou contando isso aqui porque para mim foi incrível descobrir que também era a preferida da minha melhor amiga, e que a gente não precisa ficar o tempo todo sentando, quicando, fazendo agachamento e mais um monte de performance.

Sexo no geral é algo bem instintivo, está na natureza e a gente sabe como fazer, mas também inventamos umas coisinhas na cama, assim como em todas as outras coisas, afinal, somos humanos.

É importante que você saiba o que você faz porque gosta e o que faz porque aprendeu que tinha que ser assim. Você gosta mesmo de gemer alto ou viu isso num pornô e imitou? Gosta de apanhar ou isso te deixa desconfortável?

O sexo precisa ser o lugar onde você se sente confortável, não esquece.

Quem é solteira precisa ter cuidado redobrado com métodos de prevenção de ISTs e contraceptivos. Eu uso camisinha SEMPRE. Por favor, não deixe um cara enfiar o pinto que você nem sabe por onde passou sem proteção. Tem que usar camisinha mesmo que você tenha DIU, tome pílula etc. Não ter uma gravidez indesejada é legal, mas é mais legal ainda não pegar e não transmitir doenças.

Muitos homens gostam de forçar a barra para transar sem camisinha, e, para mim, isso já é um fator que corta totalmente meu tesão. Lembre-se que você não deve sexo para ninguém, principalmente sexo fora dos seus termos.

Lembre-se também que se um homem tira a camisinha durante a transa, sem o seu conhecimento, seja qual for o motivo, é crime. E o nome do crime é estupro.

Hoje em dia existem zilhões de modelos de camisinhas. Finas, confortáveis, que dá para sentir até o quentinho da pele. O homem diz que não consegue transar de camisinha? Recomenda para ele tocar punheta de camisinha até ele acostumar ou procurar ajuda médica. Continuou insistindo? Pergunta para ele, então, qual nome ele prefere pro filho de vocês.

Não cai nessas, garota. Dificilmente vai valer a pena.

Ainda falando sobre possíveis armadilhas sexuais, toda solteira pelo menos uma vez na vida se deparará com ele, o CONVITE PARA MÉNAGE.

O que não falta no planeta Terra é casal disposto a adicionar uma terceira pessoa na relação, ou uma dupla de amigos querendo fazer dupla penetração numa mulher. Não sei para você, mas para mim a primeira opção é a mais aterrorizante.

De maneira alguma serei reducionista ou carola, até porque hoje em dia existem zilhões de arranjos possíveis para relacionamentos, mas, uma vez que escrevo exclusivamente baseada nas minhas experiências pessoais, tenho a obrigação de te comunicar que todas as vezes que me envolvi com casais foram horríveis. Mas eu faria de novo.

Depende, claro, das circunstâncias. Se é um casal aleatório, se são seus amigos, se você vai só transar aquela vez ali e pronto. O que eu tenho para te dizer é: PESQUISE MUITO BEM no que você está se metendo. Para os outros arranjos de ménage, bem, se você estiver na *vibe* e com tesão, se permita viver a experiência. O mesmo vale para surubas e casas de *swing*. Se você nunca foi a uma casa de *swing*, já vou logo te avisando que a maioria é frequentada por casais na faixa dos quarenta anos, o que me leva a repetir o conselho anterior: PESQUISE MUITO BEM no que você está se metendo. E converse com todos os envolvidos e deixe tudo muito claro!

O diálogo não é importante só quando são mais de duas pessoas envolvidas. Conversar com o seu parceiro, mesmo que seja alguém que você conhece pouco, permite que você não só determine coisas simples, como o uso de camisinha, mas também ajude a aprimorar a performance sexual do homem médio, que também costuma ser bem na média.

Assim como você tem preferências, o cara também tem as dele, e, se for um cara legal, vale a pena ter uma conversa sobre o que vocês gostam e não gostam. A sintonia sexual às vezes também não vem de cara, mas vai surgindo com o tempo entre duas pessoas que conversam e se dizem o que gostam.

A consistência é o segredo do bom sexo.

E também o pesadelo das solteiras, porque dificilmente a gente vai saber se vai transar várias vezes com a mesma pessoa e, ainda, se aquele é um cara que vai valer a pena insistir mesmo com a primeira vez tendo sido ruim.

Eu disse que é uma odisseia.

Porém, entretanto, todavia, eu não poderia passar por esse capítulo sem falar sobre ele, o AMOR DE PICA.

Num mundo com tantos sexos ruins, é ABSOLUTAMENTE NORMAL que a gente fique COMPLETAMENTE DESNORTEADA quando encontra um bom sexo.

Infelizmente é MUITO difícil pro nosso cérebro separar o autor da obra, e algumas vezes já me peguei acreditando estar completamente apaixonada por um homem sendo que na verdade era apenas a euforia que a ideia de ser regularmente bem comida por um homem com um pinto sensacional trazia.

Um sexo bom pode desbalancear totalmente a mulher solteira.

Esse golpe é bem difícil de não cair, e uma das únicas maneiras de minimizar os efeitos é estar sempre bem servida de bons parceiros. O que, tendo em vista tudo que eu enunciei aqui, é extremamente difícil, mas fé que a gente consegue. Essa modalidade de sexo bom é o que origina o conhecido "Amor de pica", que geralmente vem acompanhado da frase "que mete e fica". Toda mulher que se relaciona com homens vai acabar caindo neste golpe pelo menos uma vez.

Mas pior que um bom sexo, só um sexo com amor.

O sexo com amor é o melhor de todos os sexos, e isso não é lenda urbana. Quando você está apaixonada pela pessoa, todo seu corpo, sua alma e, principalmente, seu cérebro, querem aquilo, e o sexo ganha toda uma dimensão nova e mística.

O primeiro homem que amei e com quem transava tinha ejaculação precoce (que só fui descobrir por comparação depois que transei com outros homens, e hoje em dia fico apavorada com quem se casa virgem, porque imagina seu marido ter ejaculação precoce e você não ter nenhum comparativo para saber?), e eu achava o sexo ÓTIMO. Ele olhava para minha cara e minha calcinha já ficava completamente molhada.

Já tive transas ótimas e com muito tesão depois disso, mas que não foram comparáveis ao prazer que eu senti quando tinha uma dose de sentimento. E adicionar uma dose de sentimento ao sexo casual não costuma ser boa ideia. Mas depois a gente fala disso.

Por fim, temos o pós-sexo. Que pode ser de cada um pegar suas coisas e ir pro seu canto a ter aquele momentinho ali da conversa, com direito a conchinha pós-sexo. Pessoalmente, nunca fico para tomar café da manhã e não posso nem opinar, porque até hoje jamais fiquei. Sempre vou embora quando amanhece, muito porque eu dificilmente consigo dormir acompanhada. Depois de umas duas ou três horas fica insuportável ficar deitada ao lado de um homem nu semiconhecido. Aí eu vou embora.

Isso já me rendeu momentos muito constrangedores em que estive perdida em prédios e apart-hotéis. Por que elevadores têm que ser tão confusos? Como vou saber se P quer dizer Portaria ou Play? Ah, e se o cara não morar sozinho, você ainda corre o risco de ter que dar bom-dia para toda a família dele, ou para os *roommates*.

Chega ao fim a grande Odisseia da Mulher Solteira Para Transar, depois de passar por todas essas provações. Tá vendo como o IDEAL seria você gozar na transa? Olha o quanto você gasta de energia para o simples ato sexual acontecer. É o mínimo.

E aí, depois da transa, você pode ou não mandar/receber uma mensagem, e, dependendo do *after*, você pode ou não continuar pertencendo à classe das solteiras.

Conhece aquela sabedoria popular que diz que não se deve ir ao mercado com fome ou você pode acabar querendo comprar e comer tudo que vê pela frente? Isso também é válido para a vida sexual.

Já comentei que uma das maneiras de fugir do famoso "Amor de pica" é estar sempre bem servida de sexo, mas não é só transar com alguém que mantém altos os níveis dos hormônios sexuais prazerosos que nos impedem de cair em armadilhas sexuais.

Aqui entra uma parte essencial da vida sexual da mulher solteira, que é ela, a MASTURBAÇÃO.

Eu espero que todas as mulheres que me leem se toquem com alguma frequência, mas, caso você não faça isso ainda, saiba que vai mudar a sua vida!

Você pode ser sua própria fonte de prazer. O melhor de tudo é que **você** é quem mais sabe do que gosta, **você** vai sempre estar disponível nas horas que você quiser e, na maior partes das vezes, **você** não vai se decepcionar.

Com todas as dificuldades para se transar quando se é solteira, a masturbação costuma ser muito mais presente que o sexo. E que bom que chegamos nesse ponto de desenvolvimento social em que entendemos que podemos tocar nossos próprios corpos e nos dar prazer!

Este livro não é um *soft porn*, então vou me abster de dar instruções detalhadas sobre como se masturbar, mas você pode encontrar facilmente esse tipo de informação na internet.

Ao longo da vida autossexual de solteira, decidi investir pesado em acessórios e hoje tenho um arsenal de vibradores, pintos de borracha e até um sugador de clitóris. Entre esse arsenal tem um pinto LINDO que merece destaque, que é uma réplica MUITO SIMILAR ao pinto de um homem que me envolveu no famoso "Amor de pica". Na época em que eu estava apaixonada, era ótimo ter aquele pinto emborrachado quase equivalente ao real, que eu podia usar sempre que quisesse (ao contrário do dono do pinto verdadeiro original, que ME usava sempre que queria), mas acontece que a paixão passou e agora a RÉPLICA EXATA DO PINTO DE UM HOMEM QUE EU ODEIO está lá dentro do meu armário, escondida entre as minhas calcinhas.

Sendo assim, gostaria de aconselhar vocês a não cometerem esses erros, e deixarem suas fantasias sendo um lugar só de vocês e impenetrável (rs) por qualquer homem.

Se não quiser seguir esse conselho, você pode acabar como eu: detestando uma estética específica de pinto, no perigo constante de me tornar a vizinha maluca que bota fogo em um pinto de borracha só porque não suporta mais olhar para ele, que só não o fez ainda porque foi muito caro e a única coisa pior do que sofrer por homem é desperdiçar dinheiro por causa de homem.

HONRAR SUAS AMIGAS {SEMPRE E EM QUALQUER CIRCUNSTÂNCIA}

....

Sendo a amiga Solteira

"Amiga parceira só se for amiga solteira?"

Apesar de na música a frase ser dita em tom de afirmação, iremos questioná-la e desmembrar o que significa ser a amiga solteira. Há várias posições que a amiga solteira pode ocupar na sociedade, e isso depende muito do círculo social dela e do tipo de amizades que ela tem.

Eu não sei qual é seu nível de solteirice, então você pode ser uma *soft solteira*, que está solteira há pouco tempo ou cuja solteirice não é um estado permanente na sua vida, ao contrário do que acontece comigo, ou você pode ser como eu, uma solteira convicta.

Estou há vinte e cinco anos solteira. Comecei a escrever este livro em 2020, não sei quando você o lerá, mas provavelmente continuarei solteira. A solteirice já se tornou um traço de minha personalidade e todos os meus amigos estão mais do que cientes disso. Ninguém nunca precisa se preocupar com meu *plus one* em convites e rolés porque nunca tenho um. Ninguém nunca precisou conhecer nenhum namorado meu e todas as paixões absurdas que eu arranjei nos últimos anos servem apenas como piada na roda de amigos.

Não que meus amigos sejam maldosos, é só que, verdade seja dita, eu sempre me apaixono pelos PIORES homens. E olha que homem em geral já é uma classe bem ruim, mas ainda assim eu consigo constantemente me superar, me interessando obsessivamente pelos mais chatos, mais feios ou mais calvos aos vinte e cinco anos. Novamente, apenas exemplos aleatórios, tá?

Como você, minha amiga, já deve ter percebido, o mundo lá fora é dominado por casais e pelo amor romântico. Em algum momento você inevitavelmente se encontrará no meio dessa loucura toda, sem ao menos estar na *vibe* certa. Se, assim como eu, você adora o tema amor e relacionamentos, apesar de não ter vivido tantos romances, provavelmente foi alçada à categoria de conselheira das amigas que estão em relacionamentos.

O que, se a gente pensar, é completamente descabido, uma vez que temos pouca ou nenhuma experiência no tema e, ainda por cima, provavelmente sequer vamos seguir um décimo dos nossos conselhos quando (e se) um dia estivermos num relacionamento.

Entretanto, como estamos de fora das situações, temos algo que as pessoas apaixonadas não têm: racionalidade. Se você já se apaixonou, sabe do que estou falando. Inclusive, eu acredito que algumas das minhas paixões foram obra do carma para me obrigar a sentir na pele a maluquice do amor, para me deixar mais empática e melhorar como conselheira das minhas amigas. Sério, sei lá o que acontece com a química do nosso cérebro que nos deixa completamente desbalanceadas. Deve ser ótimo num contexto em que isso acontece de forma recíproca, mas não sei dizer, nunca vivi. No entanto, já acompanhei o processo várias vezes, e é por isso que sou uma ótima conselheira amorosa.

Casais têm suas dinâmicas específicas, e posso até escrever um livro sobre o assunto caso um dia viva essa experiência, mas como até agora só fui observadora de tais experiências, vou focar apenas na minha perspectiva de domínio — a da amizade:

Um casal é composto por duas pessoas, e uma delas, pelo menos, vai ser sua amiga. Às vezes são as duas, e, em alguns casos, pode até ser que sua melhor amiga e seu melhor amigo resolvam formar um casal. Daí você acaba passando uns seis anos numa história completamente louca em que você fica no meio do fogo cruzado e no meio do fogo no *rabo* cruzado, sem saber o que apoia e o que desencoraja, e fazendo gratuitamente — ou às vezes em troca de algumas cervejas — o papel de terapeuta de casal. Não que tenha me acontecido (ou que ainda esteja me acontecendo).

Porém não aconselho nenhuma pessoa a tentar juntar dois amigos. Vai por mim. Tem bilhões de outras pessoas no mundo para eles se relacionarem. Nesses casos, na melhor das hipóteses você vai formar um trio de melhores amigos, mas na pior delas você vai acabar tendo discussões com a sua melhor amiga porque ela não aceita que seu melhor amigo, com o qual ela teve um *affair*, seja o padrinho do seu filho hipotético do qual ela seria a madrinha, pois isso geraria um climão. Você não vai querer seu filho Djavan hipotético metido nesse tipo de confusão, vai?

Dito isso, eis um fato: a personalidade da sua amiga provavelmente vai mudar quando ela começar a namorar. E às vezes está tudo bem, mas ela pode ficar muito chata. Com essa melhor amiga supracitada, por exemplo, nossa amizade teve a pior fase na época em que ela namorou um chato, e, por tabela, ficou chata. Se você perguntar, ela vai dizer que, na verdade, essa fase foi motivada por um dia de muito frio em que, doidona em um bar às três da manhã, eu exigi que ela fosse de ônibus comigo até a Barra da Tijuca (se você não é do Rio, devo te dizer: a Barra é MUITO longe) para eu ficar na chuva na frente do prédio do homem que tirou minha virgindade, chorando e flertando com um atendente de quiosque que conheci em uma das várias vezes em que fui bêbada para esse mesmo lugar, fazer esse mesmo ritual.

Tudo que for preciso para superar um trauma, né? O importante é que uma hora eu superei.

Mas se minha melhor amiga tivesse ido até lá comigo nesse dia eu com certeza teria superado mais rápido. Enfim. Apesar de toda essa história, não foi isso que partiu meu coração em relação a ela, e sim o fato dela ter ficado meio chata.

Vejam bem, eu gastei diversas sessões de terapia debatendo sobre isso e esgotando as possibilidades mais sórdidas antes de chegar a essa límpida conclusão. Não, eu não estava com ciúme dela. Não, também não estava com inveja porque ela tinha um namorado. Também não estava secretamente apaixonada por ela. Depois de umas três semanas, cheguei a uma conclusão mais dolorosa que qualquer uma dessas possibilidades anteriores: eu estava achando ela chata.

Hoje em dia eu não vou saber especificar o que eu achava chato nela, mas eu odeio mudanças, e provavelmente ela estava só... diferente. E eu odiei isso, porque a gente odeia sair da nossa zona de conforto. Felizmente aprendemos a conviver com essas mudanças (coincidentemente apenas após ela terminar esse namoro) e até hoje seguimos firmes, fortes e juntinhas.

A sua amiga vai mudar quando estiver namorando e tudo bem, em algum espaço ali dentro ainda vão estar todas as características da amiga que você gosta, aguardando passar a brisa inicial da paixão para retornarem.

A não ser que sua amiga seja uma babaca ou uma dessas pessoas que vivem só para o namoro. Eu tenho pavor de um dia ser a amiga que muda, e mais pavor ainda de ser a amiga que vive só para o namoro. Inclusive, amigas, se algum dia eu entrar nessa onda: me deem esse capítulo para que eu possa ler e sair desse transe.

Mesmo se sua amiga for uma dessas pessoas que vivem só pro namoro, existem muitas chances de o namoro acabar e ela perceber que abandonou todos os amigos, retomando o contato após um longo período em que ela se ausentou de todas as atividades sociais que envolviam outras pessoas. E aí ela vai te ligar e te chamar para fazer alguma coisa e você vai fazer o quê? Ser justa e paciente, como foi Jesus.

A sociedade já é tão hostil com quem é mulher, e vira e mexe a gente cai nuns envolvimentos e relacionamentos com homens tão ruins para a gente que o que menos devemos fazer é virar as costas para alguém que teve um relacionamento esquisito e depois quer se reinserir na sociedade.

Fique feliz que sua amiga voltou, dê os esporros necessários nela e garanta que ela não vá cometer o mesmo erro duas vezes. Aí se ela cometer, tudo bem você virar as costas para ela, porque a gente tem que ser justa e paciente, mas nem tanto. Siga seu coração.

Ser próxima de muita gente que namora pode fazer com que você se sinta mais pressionada a namorar, o que é absolutamente comum. Porém você precisa exercer sua racionalidade e se lembrar dos primeiros capítulos deste livro, em que falo extensamente sobre a figura da mulher solteira e também as inúmeras vantagens de se estar ou permanecer nesse estado. Seja forte, *girl*!

Uma coisa que não sei se é meio amarga, mas que no geral me conforta bastante, é analisar os namoros ao meu redor e perceber que eu não estaria bem em nenhuma daquelas dinâmicas. Pode ser uma questão para trabalhar na terapia, ou pode ser apenas que eu seja dotada da capacidade de entender que o famoso ditado "antes só do que mal-acompanhada" estabelece uma premissa completamente verdadeira.

Para que namorar algum homem chato, bobo, que não esteja alinhado com as coisas que eu acredito ou que me faça passar mais raiva do que prazer? Tô fora.

Uma coisa chata que casais fazem são os *programas de casal*. Provavelmente quando eu estiver em um casal, vou amar fazer esse tipo de coisa. Tenho uma pasta de favoritos com os mais românticos Airbnbs em cidades que não têm absolutamente nada de interessante, e que têm o turismo e o comércio sustentados apenas por casais que saem de suas casas para transar e comer fondue em baixas temperaturas. E é esse tipo de coisa que casais fazem. E eu entendo que é um momento exclusivo de intimidade, mas, poxa, eu também queria ter mais gente para dividir as diárias de um lindo chalé e a conta do rodízio de fondue, sabe? Eu nunca comi fondue, pois estou guardando essa experiência para quando existir uma pessoa amada que me ame reciprocamente. É o que esperamos e desejamos que aconteça, do contrário, a refeição terá que ficar para a próxima encarnação.

Os casais têm suas dinâmicas e seus programas, e em vários deles não faz sentido você, a amiga solteira, ser incluída, o que pode te deixar sem companhia para sair. Felizmente aqui, nesta Enciclopédia das Solteiras, você também encontrará dicas de atividades para fazer sozinha e que vão te dar a mesma quantidade de prazer que comer um fondue num ambiente fechado com cheiro de naftalina, e provavelmente gastando bem menos.

Além disso, caso você seja sortuda, você também terá outras AMIGAS SOLTEIRAS. Eu amo várias das minhas amigas de forma igual e acho que cada amizade tem seus pontos fortes, e, geralmente, o principal das amigas solteiras é o DAR ROLÉ COM VOCÊ. E que delícia é dar um rolé de solteiras.

As solteiras com frequência têm uma *vibe* contagiante. Várias das vezes em que eu não estava na *vibe* de sair para beijar na boca e fui arrastada para algum rolé por alguma amiga que estava com essa energia, acabei não apenas beijando na boca, como também arranjando boas histórias para contar. Às vezes consegui alguns corações partidos de brinde, mas partidos de maneira hilária.

A libido é a força motriz de uma boa biografia. Pense nisso e valorize a sua. Tanto a libido quanto a biografia.

O bonde das solteiras pode até ter grupo de WhatsApp, onde são combinados os melhores rolés, onde são feitos discursos persuasivos para as melhores furadas e onde se fala de homem das maneiras mais engraçadas. O meu grupo com as minhas amigas se chama XERECOACHS e, apesar do erro gramatical do inglês, esse grupo já me rendeu mais risadas que muita *sitcom*. É impressionante a criatividade da mulher quando quer ofender homens e é impressionante a capacidade dos homens de serem involuntariamente engraçados.

Uma vez nesse grupo uma amiga veio inocentemente contar que um homem disse para ela que gozou rápido porque tinha acabado de voltar de uma missão de paz no Líbano.

Não tem uma vez que eu não ria muito me lembrando disso.

Nos rolés com as amigas solteiras também existe a famosa e patenteada CAMINHADA DA PIRANHAGEM™.

Assim como na natureza o pavão abre seu leque para mostrar que está disponível para o acasalamento, nós, seres humanos, não estamos assim tão distantes evolutivamente e também precisamos ver e ser vistos.

É com base nesse princípio natural que surge a Caminhada da Piranhagem™. É aquele momento de qualquer rolé em que as solteiras se unem em duplas ou grupos para dar um GIRO pelo local. Fazer o reconhecimento. Garantir que viram todos os presentes e que eles também as viram. É na Caminhada da Piranhagem™ em que os melhores flertes são iniciados e os melhores beijos são dados.

Se seu grupo de amigas não usa esse nome, provavelmente vocês já seguem a tática e apenas não a nomearam ainda. Inclusive, caso você esteja dando rolé sozinha, você também pode fazer a Caminhada da Piranhagem™! É um exercício muito democrático.

Outro ponto muito positivo de sair com as amigas que também são solteiras é a garantia de que vocês estão todas sob o mesmo contrato social — ou seja, nenhum — e podem meter o louco livremente sem maiores preocupações. Às vezes, com meu bonde de solteiras, a gente emenda dois, três dias de rolé, sem dar satisfação para absolutamente ninguém. Impagável.

Além disso, as amigas solteiras podem ter mais disponibilidade e topam se encontrar para uma noite de garotas ou para ver aquela Netflix comendo pipoca, além de compartilharem dos mesmos dramas — no geral, sofrer por homens que não valem nada — com você e estarem sempre ali para te motivar a ter fogo no rabo nos momentos certos. Também estão lá para xingar algum homem que não tenha sido legal com você e para segurar seu cabelo para você vomitar na balada caso beba um *shot* de tequila de procedência duvidosa, que pode ser na verdade gasolina.

No entanto, a paz das solteiras geralmente não dura muito. É bem comum que apareça alguma amiga que namora tentando emplacar um encontro quádruplo. No geral, o namorado dela tem algum amigo (que raramente é coisa boa, nunca em toda minha vida ouvi a história de alguém que tenha ido a um encontro quádruplo e a coisa tenha engatado) que quer sair com o casal, e acha uma boa ideia que ela também disponibilize uma amiga para que ninguém fique "segurando vela". Eu prefiro um bilhão de vezes sair como a terceira pessoa com um casal (para fins não sexuais) do que me envolver em péssimos encontros que provavelmente culminarão em mais um homem chato me mandando "oi, sumida" e "feliz Natal" no WhatsApp.

Já repararam como no Natal todos os contatinhos que você teve no ano ressurgem para te desejar boas festas? Acho que incorpora coletivamente o espírito do Natal Passado ou eu sei lá.

Outro aspecto muito negativo desse tipo de arranjo é que é quase inevitável o surgimento de um climão posterior caso os círculos de amizades de um e de outro se fundam. Imagina você ir passar o Ano-Novo com os amigos do namorado da sua amiga em Saquarema daqui a três anos e pairar sobre você o fantasma daquela vez que você foi a um encontro quádruplo com um deles, e ficou muito bêbada e achou que era uma boa ideia transar. O sexo foi meia-boca, você detestou e ignorou a mensagem dele do dia seguinte por três anos... até o ano em que você se pega tendo que dividir quarto com ele no Ano-Novo em Saquarema.

Péssimo.

Sei lá, talvez não seja visto como tão ruim para mulheres maduras e bem resolvidas, mas, no nível de maturidade e resolução que estou agora, eu acho péssimo.

Eu me sinto constrangida muito fácil. Mais um tópico que trabalho na terapia.

Além dos encontros quádruplos, uma outra armadilha em que a amiga solteira pode cair é a do encontro às cegas.

O último encontro às cegas que eu fui — e digo último porque estou absolutamente convicta de que em qualquer momento do espaço-tempo que você esteja lendo este livro ele permanecerá sendo o último — é a conclusão perfeita para esse capítulo, pois junta dois assuntos que foram bastante abordados aqui e que vocês já estão familiarizados, a Minha Melhor Amiga e O Homem Que Tirou Minha Virgindade.

Se esse encontro às cegas fosse uma piada americana, seria daquelas que começam assim: Minha Melhor Amiga e O Homem Que Tirou Minha Virgindade entram num bar.

Foi literalmente o que aconteceu. Um dia, minha amiga me chamou num bar para conhecer um amigo dela, e eu, no inocente frescor da juventude solteira, fui. Quando cheguei no bar, o novo amigo dela era ninguém mais, ninguém menos que O Homem Que Tirou Minha Virgindade, também conhecido como A Encarnação de Todo o Mal da Terra.

O resultado foi mais um ano em que fiquei voluntariamente presa em um péssimo relacionamento e uma amiga absolutamente arrependida por ter compactuado com esse arranjo.

De maneira alguma acho que a gente precisa sofrer para aprender, sou uma defensora do aprendizado indolor, mas não podemos negar que algumas lições vêm, sim, do sofrimento. Nesse caso, tirei duas valiosíssimas lições: nunca mais ir a encontros às cegas e evitar transar novamente com o Homem Que Tirou Minha Virgindade.

NÃO COBIÇAR HOMENS QUE NÃO EXISTEM

....

Modulando expectativas

Muitas pessoas costumam dizer que o amor

sempre aparece quando você para de procurar. Eu considero isso uma grande mentira, e nem falo isso sem embasamento, é estatística básica. Há 50% de chance de o amor aparecer enquanto você está procurando e 50% dele aparecer quando você não está. Eu não acredito de maneira alguma que o fato de você estar ou não procurando vai influenciar, e, se influenciasse, com certeza seria de maneira positiva, uma vez que você aumentaria estatisticamente suas chances. Mas aí não saberia dizer em quanto, pois infelizmente o amor não é uma ciência exata.

Ou às vezes até pode ser. Se a gente considerar, por exemplo, que os aplicativos de relacionamento conseguem saber nossas preferências através de complexos algoritmos que atribuem pontuações para nós e para os parceiros em potencial.

Sabia disso? Alguns aplicativos só mostram para você gente no "seu nível de beleza" — nível esse medido através da quantidade de *likes* que você recebe. Doido, né? Talvez no futuro a gente até consiga algoritmizar e criar modelos matemáticos computadorizados high-tech para o amor, mas por enquanto teremos que continuar à moda antiga mesmo.

Eu não sei ainda o que acho sobre o amor e sobre se apaixonar, e acho que só vou saber depois que viver a experiência romântica completa (amar e ser amada), mas depois de uns anos deitada no divã e de algumas videoaulas de psicanálise assistidas no YouTube, acho que o apaixonamento é um processo até bastante consciente, basta estarmos dispostas e autoconhecidas (acho que acabei de inventar essa expressão) o suficiente para que a gente consiga se entender e entender o outro.

Assim, por que a gente se apaixona por algumas pessoas, mas não por outras? Minha teoria é que nos apaixonamos por quem se encaixa exatamente no que estamos procurando naquele momento. Em retrospecto, todas as minhas paixões foram assim. Tinham muito mais a ver comigo do que com o pobre coitado que dava o *match* perfeito na caixinha que eu criei na minha cabeça e que deu o azar (a sorte?) de cruzar o meu caminho nos momentos adequados.

Além disso, tem toda a questão freudiana, de pais e mães, que eu não vou me aprofundar aqui para não falar besteira, mas que com uma busca rápida no Google você encontra. Em linhas gerais, os homens procuram mulheres que lembrem a mãe e as mulheres procuram homens que lembrem o pai. E eu não estou dizendo em aparência nem em estilo, mas, sim, em traços psicológicos que às vezes a gente nem identificou ainda. Ou às vezes até identificou, mas não consegue parar de repetir certos padrões.

O que eu quero com tudo isso é que, da próxima vez que você ficar obcecada com alguém, você pare e pense quanto daquilo realmente é sobre a pessoa, e quanto é sobre VOCÊ. Provavelmente o resultado vai te assustar. O amor quase sempre é muito mais sobre a gente do que sobre o outro, e tudo bem. Você pode continuar deslumbrada por algum homem mediano, mas pelo menos seja uma obcecada consciente.

E por falar em autoconhecimento, em qual das metades você está? Nos 50% que procuram o amor ou nos 50% que não estão procurando? Eu fico transitando entre as metades de acordo com os desejos da minha libido, que é meio temperamental. Talvez algo parecido também aconteça com você.

Mas o que é a libido? Vamos aproveitar que já estamos nesse papo mais analítico e falar de sua influência em nossa vida. Você provavelmente já ouviu falar dela e a associa diretamente com o sexo. Até tem a ver, mas não é só sobre isso. A libido é a nossa pulsão de vida, a nossa vontade, nosso instinto de obter prazer, por qualquer via que seja. A nossa pulsão de vida é limitada e a gente tem que conseguir distribuir ela bem entre tudo que a gente gosta, o que é uma tarefa bem difícil. Então se investimos inteiramente no trabalho, falta para outras áreas. Se a gente investe só no sexo, também vai faltar. A vida consiste em equilibrar a libido, e a minha, sei lá por que, gosta de ser investida em todo tipo de coisa que não seja passar longos períodos com homens. Isso faz com que a maior parte do tempo eu não esteja com muita vontade de ir em *dates* ou dar atenção para homens. Minhas vontades sempre são sair para dançar e escutar música brasileira, por exemplo. Mas a libido tem suas artimanhas e de tempos em tempos eu me torno uma das pessoas que procuram o amor, e é nesses tempos em que as melhores histórias acontecem.

Neste livro temos diversas dicas para quando você quiser ficar na sua, bem como várias dicas para quando você estiver na fase do "à procura". Mas te convido a fazer uma profunda pesquisa no interior da sua mente, neste que provavelmente é o capítulo menos engraçadinho desse livro. Me responda algumas perguntas:

Por que você está procurando?

Foi uma vontade que surgiu espontaneamente dentro de você e subitamente te fez sentir que seria legal ter alguém para te ajudar a segurar a sua onda, fazer programa de casal e colocar foto de metadinha nas redes sociais? Porque se foi esse o caso, ótimo! Mas, infelizmente, essa não é a realidade para a maioria de nós. Muitas de nós estamos à procura de um relacionamento por pressão social. Seja para não ser a amiga solteira, a prima solteira ou a tia solteira.

Quanta gente você já viu por aí que está em uns relacionamentos horríveis que te fizeram pensar "eu não entraria nesse namoro nem que me pagassem"? É de suma importância que você tenha essa noção de que é ok você ser feliz, tranquila e realizada sozinha. Os tempos mudaram e a presença do parceiro provedor não é mais necessária para nada. Você mesma pode ser a provedora da sua própria felicidade. Então, assim: se permita ficar em casa no fim de semana, se permita não querer ir em algum *date*, se permita deletar os *apps* e se permita focar toda a sua libido em farra com as suas amigas, caso seja algo que você queira.

O ser humano é um ser supersocial, e, de fato, a formação de famílias e comunidades fez com que a gente pudesse se desenvolver e nos tornar o que somos hoje, mas isso mudou. Até algum tempo atrás, antes de todos os avanços tecnológicos que tivemos, não era possível que um ser humano vivesse sozinho. A gente sempre dependia de toda uma comunidade. Hoje em dia não só é possível viver e ser feliz sozinho, caso queira, como também é plausível. Temos todas as ferramentas disponíveis para isso! E, ainda que pensar em viver sozinha para sempre possa parecer uma ideia desanimadora, só quero que você tenha em mente esses conceitos nos períodos em que você DESEJAR estar sozinha e se sentir culpada por isso. Tá tudo bem, tá?

Estamos sempre submetidas a uma imensa pressão social para formarmos pares, perpetuarmos a espécie e coisa que o valha, mas isso já está bastante ultrapassado. Há uma cobrança e exigência de adequação das mulheres a um estilo de vida de décadas atrás e que fracassou sucessivamente. As mulheres da nossa geração podem e devem transformar o nosso lugar não só na sociedade, como também dentro dos relacionamentos. *You go, girl*, viva sua vida do jeito que te trouxer felicidade, seja sozinha ou acompanhada, e sem prestar contas a ninguém, combinado?

São anos e anos sob influência da cultura pop e dos filmes hollywoodianos que, dentre os diversos padrões americanos esquisitos que botam na nossa cabeça, nos deixam com o padrão estadunidense de se relacionar como parâmetro. Aqui no Brasil a gente é diferente!!!!

Em diversos países, se as pessoas saem por três vezes seguidas já estão namorando, em três meses pensando em morar juntas. Aqui, por outro lado, é capaz de que algum homem saia com você toda semana por dois anos consecutivos e ainda diga que não está pronto para rotular o "lance"de vocês. O modo de se relacionar brasileiro tem pouca representatividade nos filmes, séries e livros de romance que nós crescemos consumindo, e isso criou toda uma geração de mulheres com um imaginário de romance praticamente inaplicável à nossa realidade. É importante que a gente também tenha isso em mente quando está saindo com alguém.

Loucura, né? Impossível saber o que a gente acha porque acha mesmo e o que a gente acha porque enfiaram na nossa cabeça. Mas confio em você para ter esse discernimento.

Mas, ok, digamos que depois de entender todos esses questionamentos, você tenha decidido que está de fato procurando um relacionamento amoroso e quer se aprofundar nessa procura. Tenho outra pergunta:

O que você está procurando?

Você está procurando um parceiro para toda vida, um casinho, uma diversão de uma noite, um pau amigo ou nenhuma das opções anteriores?

Nas minhas convicções pessoais (eu tenho várias delas, como você já deve ter percebido a essa altura do campeonato), acho que ninguém deveria assim, de cara, estar procurando por um namorado. Como é que você sabe se a pessoa que você acabou de conhecer é quem você está procurando? Sempre que eu entro nesse estágio, o que estou procurando é conhecer gente e viver coisas, e o que rolar rolou.

Realmente não entra na minha cabeça que alguém esteja, de fato, tão obstinado a "procurar um relacionamento sério". Você nem sabe como são as pessoas ainda, como você pode afirmar tão de cara suas intenções com elas? Eu acho que isso engessa as interações e deixa tudo meio esquisito. Se alguém tiver uma boa defesa para "a procura de relacionamento sério", favor entrar em contato comigo.

Eu posso afirmar categoricamente que nunca estive procurando um namorado (e tendo em vista que até hoje não arranjei um, pode ser que a gente tenha encontrado aí o xis da questão). Eu procuro conhecer pessoas, e com as que encontrei vivi momentos muito legais, até tive vontade de namorar com algumas. E pior que em todas as minhas paixões, a paixão foi instantânea, mas a vontade de namorar, não. Pois é! Alguns desses homens eu não tinha o menor interesse em construir esse tipo de vínculo. Queria apenas curtir a vida e alugar chalés românticos na serra.

Sendo assim, agora que você sabe o que está procurando (espero ter te influenciado o suficiente para que você queira só viver sua vida, sem um objetivo tão específico como, sei lá, se casar, norteando tudo), tenho mais uma pergunta:

Você realmente está aberta?

Como eu disse ali em cima, já identifiquei os ciclos da minha libido e hoje sei perceber quando de fato estou aberta e quando estou ali apenas para "cumprir tabela". Nada de bom jamais saiu dessas épocas em que eu não estava realmente disposta. Lidar com o outro é uma grande confusão, e é necessário que se saiba como lidar consigo mesma primeiro. Portanto, aprenda a entender sua mente e compreender se você está de fato receptiva para as coisas ou se está tentando apenas por tentar. Não é legal nem com você mesma, nem com as pessoas que podem vir a se relacionar com você.

Caso você perceba que não está verdadeiramente aberta, que tá zapeando nos *apps* só por zapear, que está ouvindo alguém falar sem estar verdadeiramente interessada no que aquela pessoa tem a te dizer: respeite seu tempo!

Alguma hora você vai acabar se abrindo. Às vezes um pouco de terapia pode ajudar também.

Uma vez aberta (no sentido metafórico), você vai se deparar com os seus próprios critérios. É o que eu estava falando sobre as caixinhas. Acho que a maioria de nós tem essa caixinha com a pessoa idealizada já montada na nossa cabeça, e ficamos só esperando alguém que caiba ali. Depois de muita frustração com as minhas caixinhas, finalmente percebi que muita gente fora delas tinha muita coisa boa a me oferecer. Às vezes até melhores do que aqueles que cabiam direitinho nas minhas expectativas.

Muita gente diz que amar é ter coragem, e eu acho que tem muito a ver com essa coisa de sair da zona de conforto e mergulhar no desconhecido.

Na pior das hipóteses, você vai ter alguma boa história para contar. E, no apagar das luzes, a vida é mais sobre os pequenos momentos que sobre as coisas grandiosas.

É muito complicado para a mulher cis heterossexual que *está à procura* nos dias de hoje, porque é cada vez mais difícil encontrar um homem *maisoumenosinho* que esteja solteiro.

Quando você estiver à procura de um relacionamento, você com certeza se deparará com alguns tipos de homens que eu vou enunciar aqui, e é bom que você já esteja alertada. Quem ainda não se deparou com os arquétipos masculinos brasileiros clássicos, certamente um dia se deparará. Eles também se sobrepõem aos tipos de homens que você encontra nos *apps*, então às vezes dá para sacar de cara qual é a deles (como no caso dos comprometidos).

Esses são alguns exemplos dos tipos de homem que recomendo que você evite:

Homens que querem uma namorada-psicóloga:

Os homens são socializados de uma maneira que faz com que eles não costumem falar sobre os próprios sentimentos com ninguém. Mas tudo muda quando ele encontra uma mulher disposta a ouvi-lo divagar por horas sobre os problemas familiares, sobre o trabalho e as tretas com a galera do futebol. O homem que quer uma namorada-psicóloga costuma ser bastante autocentrado e tem pouco ou nenhum interesse no que você tem a dizer. Ele precisa de um ombro amigo e de uma xereca amiga. Esse será o papel que você poderá exercer na vida dele: o de ouvinte, conselheira e parceira sexual. Nunca mais do que isso, pois, justamente por precisarem de psicóloga, eles nunca estão "prontos para se relacionar."

O que nos leva a um tipo bem parecido e que às vezes pode co-habitar no homem que precisa de psicóloga:

Homens que querem uma namorada-mãe:

Lembram do que eu falei sobre os homens procurarem traços de personalidade da mãe nas mulheres com quem se relacionam? Alguns vão além na necessidade materna, e o que querem, na verdade, é uma companheira que execute todos os papéis atribuídos à mãe na vida dele. Cuidar dele, cozinhar para ele, lavar a roupa dele, organizar a vida dele... Essa classe masculina é composta por homens na faixa dos trinta anos que são dependentes da figura materna e esperam que as mulheres com que eles se relacionam cuidem de todos os "pormenores" de sua vida, para que eles enfim possam fazer suas atividades masculinas em paz.

Há uma particularização dessa classe que é muito interessante (para não dizer horrível):

Homens com Síndrome de Peter Pan:

O homem com Síndrome de Peter Pan é um homem que se recusa a crescer. Esse tipo de cara ficou mentalmente preso nos quinze anos e se comporta por toda a vida adulta como se fosse um adolescente. Os homens com Síndrome de Peter Pan são irresponsáveis com eles mesmos e com os outros. No geral, têm uma vida completamente desorganizada e se relacionam como se ainda estivessem na puberdade. Nunca estão prontos para assumir nenhuma responsabilidade ou honrar um compromisso.

Eu tenho pavor dessa classe (das outras que enunciei também), e me lembro bem de uma vez quando eu tinha dezenove anos, ainda caloura da faculdade, e comecei a sair com um cara de trinta e poucos que já era doutor. Minha expectativa era que ele me apresentasse ao mundo dos adultos e que juntos fizéssemos coisas de adulto, tipo, sei lá, ir a chás de bebê e casamentos. Ele só queria me levar para acampar e fumar maconha. Foi aí que morreu meu interesse em homens mais velhos, porque se era para me relacionar com caras mais velhos e fazer as mesmas coisas que eu faria com os garotos da minha idade, fazia muito mais sentido me relacionar com garotos da minha idade.

Indo para um lado mais *soft*, temos eles, os:

Homens que não superaram a ex:

O mundo está cheio deles, homens que não sabem ficar sozinhos e pulam de relacionamento em relacionamento, carregando bagagens emocionais complexas, pesadas e não tratadas que despejam na primeira pobre coitada que aparece pela frente. Ela precisa fazer as vezes de ombro amigo e estepe sexual para eles, que ainda estão mentalmente envolvidos com outras mulheres.

Homens dominadores:

Falamos sobre diversas práticas sexuais, e nesse campo eu acredito que cada um com o que curte, com quem curte, com o gênero que curte, com segurança e consentimento, claro, mas temos a classe dos homens dominadores fora da cama. Esse tipo de homem é perigoso e costuma levar as relações para o limiar do abuso psicológico. Eles vão querer controlar o que você veste, com quem você sai, pagar sempre a conta e tentar te submeter. Ao menor sinal: FUJA!

Homens comprometidos:

Sabem o ditado popular que diz "o golpe tá aí, cai quem quer"? Às vezes a gente até cai sem querer, mas o Golpe do Homem Comprometido é um dos mais velhos do mundo, e é impressionante a quantidade de mulher que ainda cai nessa. Acho que a gente vem com alguma falha psíquica que permite que nos enfiemos voluntariamente nesse tipo de roubada. O homem comprometido vai ter uma relação extremamente limitada com você, se apoiar no relacionamento dele para justificar essas limitações e te iludir por quanto tempo ele conseguir e enquanto for confortável para ele. Sempre acaba mal, seja com alguma das partes descobrindo e acontecendo um escarcéu, seja com você eventualmente — às vezes depois de anos — cansando de se iludir e sofrendo muito no processo. Esse é um sofrimento que pode ser evitado com antecedência, portanto: EVITE, MULHER!

Existem ainda vários outros tipos, e penso que poderíamos fazer um catálogo colaborativo de acordo com as nossas experiências pessoais. Mas outras mulheres que não eu, pois a última vez que tentei fazer um catálogo colaborativo feito por mulheres, do que quer que fosse na internet, fui canceladíssima.

Mas continuando! Se você está à procura de um relacionamento, já sabe o que procura nele e já sabe o que evitar, eu tenho mais algumas dicas:

Saiba ler a pessoa com quem você está se relacionando. Muitas vezes você sabe quem você é, o que você procura e o porquê, mas a outra pessoa, não. Ou às vezes vocês vão estar procurando por coisas diferentes, ou não vai ter encaixe, ou não vai rolar química, e tudo bem também.

E quanto mais experiência você tiver, mais rapidamente você vai conseguir identificar essas coisas e mais rápido vai conseguir se livrar de situações que podem ser emocionalmente negativas para você.

Estou dizendo isso, mas minha última paixão unilateral durou dois anos. Mas foi ótimo (apesar de ser horrível!). Depois disso, já consegui entender meus limites em mais umas quatro situações e também compreendi que tem pessoas que não adianta você investir, porque nunca vai dar certo por fatores que não têm a ver contigo. Mas depois falo mais profundamente sobre isso.

Meu conselho sobre ler o outro é justamente para que você mantenha um senso de autopreservação aguçado e consiga entender o que é melhor para você. Às vezes o melhor para você vai ser se meter em paixões unilaterais por dois anos (risos), já outras vezes, o melhor para você vai ser dar um tchauzinho.

Quando se está nesse processo, é fundamental que se tenha paciência. Eu, por exemplo, estou sendo paciente há vinte e cinco anos. Achar um companheiro para se dividir a vida e tudo mais não é simples, como você já deve ter concluído por conta própria. Por isso mesmo que precisamos valorizar nossos percursos e as coisas que vivemos pelo caminho.

Uma grande lição que aprendi quando já estava em situação de adulta é que precisamos abrir mão da necessidade de controle e compreender que nem sempre as coisas vão acontecer como queremos, na hora que queremos. Muitas vezes elas podem ser até melhores do que a gente idealizou, mas, na maioria das vezes, elas vão acontecer de maneira horrível. Lidar com isso sem se tornar um depósito de frustração vai te ajudar bastante a lidar com a sua vida e as suas relações.

Contudo, batendo mais uma vez na tecla do autoconhecimento: conheça também os seus limites. Respeite as suas vivências, suas experiências e seus gatilhos. Não tem certo e errado nem preto no branco nas relações entre pessoas, porque elas partem de um lugar muito íntimo e pessoal.

Você provavelmente sabe detectar o que te deixa desconfortável e o que te faz ser você, então foque nisso e nunca aceite menos do que o que você está procurando. Entenda que, às vezes, o fato da pessoa não querer ou não poder te dar o que você procura não a torna automaticamente uma má pessoa. Às vezes só não rola mesmo.

Assim como em algumas vezes você estará do outro lado, com alguém querendo de você coisas que você não quer ou não pode dar naquele momento. A vida é uma gangorra, o ritmo do sobe e desce é que é indefinido. Mas é o sobe e desce que dá toda a graça para as experiências.

Viva, se conheça vivendo, e viva ainda mais. :)

NÃO USAR O NOME DO GREGÓRIO DUVIVIER EM VÃO

....

Lidando com a rejeição e com os desaparecimentos

Entre as formas típicas de se relacionar de

nossa época, vale destacar o *contatinho*. A definição do termo é bastante flexível, mas a mais aceita é a que diz que o contatinho é o indivíduo em que se tem interesse e a quem se pode recorrer em vários momentos, sem que isso caracterize algum laço afetivo ou de relacionamento sério.

Doido, né?

Hoje em dia, (quase) todo mundo tem seus contatinhos em sua agenda de contatos, a quem se pode recorrer em momentos de carência. Pode acontecer que a fase de ser "contatinho" seja a fase que precede um envolvimento mais sério, mas na maioria das vezes, não.

Eu não vou falar aqui de modernidade líquida e muito menos condenar essa modalidade de relacionamento, porque eu não a acho necessariamente ruim, ela é apenas... diferente.

As formas de se arrumar contatinhos são inúmeras, desde *apps* até amigos de amigos, incluindo encontrar alguém na rua, mas depende muito de sua disposição para embarcar nesse tipo de experiência. Lembrando sempre de respeitar suas vontades, seus limites etc., beleza?

Um caso clássico nesse tipo de envolvimento é uma das partes querer levar as coisas para um "novo nível" enquanto a outra parte não está na mesma *vibe*. E aí, quando a primeira parte é feminina, é comum que sejam despertados diversos questionamentos.

"Por que não eu? Eu não sou boa o suficiente? O que será que ele procura que não tem em mim? Eu não valho o suficiente para ser uma namorada?"

Você com certeza ou já passou por essa situação ou já viu alguma mulher absolutamente maravilhosa se questionando quanto a isso por causa de algum cara totalmente mediano. Eu fico me perguntando qual a grande lei do Universo que determina que ótimas mulheres se interessarão por caras mais ou menos que vão fazer com que elas duvidem das próprias capacidades. Eu acho isso um horror.

A verdade é que nós, seres humanos, temos a fantasia de que o nosso desejo pelo outro deve ser correspondido, mas raramente a coisa segue nessa linha. Por isso que adoro bater na tecla das experiências vividas no percurso.

Aprender a lidar com a rejeição é muito saudável e uma habilidade quase tão necessária quanto saber Excel básico nos dias de hoje. Confie em mim, se você conseguir virar uma alquimista dos sentimentos e souber manipular e transmutar suas próprias emoções, sua qualidade de vida vai aumentar tanto quanto aumentaria caso você resolvesse se tornar a feliz proprietária de um sugador de clitóris.

A rejeição é um sentimento que vem com os humanos desde a pré-história e foi crucial para que a gente se desenvolvesse. Um indivíduo rejeitado pela família ou pela comunidade nos tempos primordiais tinha sua existência basicamente inviabilizada, uma vez que éramos extremamente dependentes uns dos outros. O corpo humano se adaptou de forma que a rejeição seja capaz até mesmo de causar dor física, porque esse tipo de sensação era necessário para que ficássemos unidos e garantíssemos o futuro da espécie.

Mas, *hello*, estamos na década de 20 dos anos 2000 e a rejeição, pasme, não é mais mortal! Infelizmente nossos corpos e mentes ainda não sacaram isso, mas espero que nas próximas atualizações do ser humano ele já venha levando a rejeição numa boa, de fábrica. Essa é a segunda mudança humana que eu mais desejo, sendo a primeira uma maneira mais eficiente do corpo mostrar que a gente não está grávida que não consista em sangrar violentamente por três ou quatro dias. Que me perdoem as adeptas do Sagrado Feminino (nada contra menstruação, lido bem com a minha), mas seria ótimo se a gente arrumasse uma maneira mais modernete de ter sinalizado que um óvulo não foi fecundado naquele mês, né? Mãe Natureza, bora trabalhar nisso?

Enfim, ao contrário desse período de caçador-coletor, no qual ao ser rejeitado e excluído você poderia MORRER, hoje em dia isso não acontece. Sim, eu sei que você pode já ter levado foras que fizeram você sentir COMO SE FOSSE morrer, mas não morreu, né? A rejeição é uma parte natural dos ciclos da vida, um dia você é rejeitada, no outro você rejeita e, como dizem os jovens: segue o baile.

Mas ao se sentir rejeitada, e incomodada com isso, é importante que você analise suas relações.

Quais critérios você usa para encontrar as pessoas por quem você se apaixona? Será que você sempre escolhe as que estão mais indisponíveis ou mais inacessíveis?

Com certeza você já viveu ou viu alguém vivendo uma situação em que o interesse sempre surgia pelo cara que mandava menos mensagem, que demorava mais para responder, que tinha um quezinho de mistério... É superimportante que a gente questione nossos interesses, porque tudo isso é construído, e a gente se vê repetindo padrões inconscientes de amor e de afetos. E, pasme: esses padrões podem ser mudados! É totalmente possível e saudável se interessar pelo cara que corre muito atrás de você e que você não dá muita bola porque ele é "disponível demais".

Escrevi o parágrafo anterior um pouco para mim também, porque eu sou absolutamente assim. Estou alguns passinhos adiantada porque já identifiquei esse padrão e tento quebrar, mas às vezes ter essa consciência não é o suficiente para conseguir mudar. Infelizmente.

Mas fique sabendo que você é, SIM, merecedora de MUITA atenção e MUITO carinho, sempre. E que vale a pena dar uma chance para quem pode te oferecer isso.

Também é importante analisar se você está de fato disposta a ser amada. É comum que a gente construa muros invisíveis ao nosso redor e ao redor do nosso coração, repetindo mecanismos que sabotam nossas relações. É claro que existem vários homens péssimos, e, na maior parte dos casos, a culpa é deles, mas não custa nada você fazer uma reflexão para entender o que você sente e como você expressa isso para o mundo. Se depois dessa análise você concluir que está, sim, aberta, ótimo, próximo item. Do contrário, tente fazer diferente nas próximas vezes. Terapia é ótimo e ajuda bastante, mas até na terapia a gente precisa ser honesta, fazer um esforcinho para chegar às nossas próprias conclusões e acessar novas áreas do nosso cérebro que às vezes a gente embarreirou. Mas você consegue!

Nunca se esqueça: a rejeição não é sobre você nem sobre o seu comportamento. Não pense em mudar porque foi rejeitada, nem esmiúce toda a sua personalidade em busca de defeitos. Com frequência, a rejeição tem muito mais a ver com o outro — com o que o outro pensa, sente e busca.

Assim como nós temos nossa caixinha do par perfeito, os outros também têm, e, às vezes, a gente simplesmente não encaixa no que eles estão procurando naquele momento e tudo bem, porque às vezes eles também não se encaixam na nossa.

Nós vivemos sob um sistema que quer ditar nossa aparência, nosso modo de ser, nossos trejeitos e o que é certo e errado em ser mulher. É uma pressão que faz com que a gente cresça com uma enorme necessidade de aprovação, que é canalizada por todas as partes. Nós queremos ser amadas, gostadas e aprovadas. Esse padrão de comportamento e estética vem limando nossas particularidades, fazendo com que muitas de nós nos sintamos inadequadas na sociedade e nas relações. Quanto antes você compreender que o problema não é você, mais livre você será.

Por mais que a gente possa ter algumas dificuldades para se relacionar e algumas pitadas de traumas do passado interferindo nas nossas escolhas, a pressão social tem um grande impacto nas nossas preferências por parceiros e na maneira que a gente escolhe se relacionar. Ela cria aspectos e padrões que não têm a ver de verdade com a nossa personalidade ou aparência, e que, embora pareçam, não são cruciais para a escolha ou não escolha do outro sobre nós.

Então, não, nem tudo é sobre você. E até quando é sobre você, não é sobre seu jeito ou aparência, e sim sobre padrões mentais que você construiu e pode desconstruir a qualquer momento. Você consegue.

Quantas vezes depois que um lance esfriou, ou que alguém que você estava conhecendo desapareceu misteriosamente, você criou mil teorias na sua cabeça para o que quer que tenha acontecido? Não desejou ter uma explicação, um feedback? Pois é. A gente não precisa de feedback! É agoniante não saber o que aconteceu, mas, na maioria das vezes, a resposta é a mais óbvia: a pessoa perdeu o interesse. E aí os pormenores disso não são realmente importantes, sabe? Ela perdeu o interesse pelos motivos dela, que fogem totalmente do seu controle. Portanto, foque nas coisas que você pode controlar. Por exemplo: a sua mente.

Agora irei passar adiante um dos métodos de desapego que eu uso. Eles já foram testados por centenas de mulheres e minha ex-analista os desaprova fortemente, mas eu garanto que são ótimos métodos paliativos para quando você está obcecada por um homem e deseja parar.

O primeiro método foi carinhosamente apelidado de *Método Gregório Duvivier Para Esquecimento*. Você deve estar se perguntando o que o Gregório Duvivier tem a ver com isso e a resposta é: quase nada. Inclusive, eu penso agora se cabe processo eu ter usado o nome dele para um mecanismo tão íntimo da minha psique. Espero que não.

Caro Gregório Duvivier,

se você estiver lendo isso e se for caso de processo, por favor, não me processe. Pense que seu nome e sua figura podem ser essenciais para o bem-estar de diversas pessoas na face da terra.

Att, a autora.

Passado o aviso exigido pela área jurídica da editora, explico: o Método Gregório Duvivier Para Esquecimento não tem quase nada de mais e é altamente personalizável, sendo a figura do Gregório Duvivier substituível, mesmo que se mantenha a nomenclatura.

Sabe quando você está apaixonada por alguém e fica pensando na pessoa o tempo todo? Ela aparece nos seus pensamentos dia e noite, você imagina seu futuro com ela antes de dormir e esse blá-blá-blá todo? Então! A partir de agora, toda vez que você pensar nessa pessoa, você vai substituir ela por uma outra pessoa, de preferência inatingível.

Já entendeu onde o Gregório Duvivier entra nessa história? Pois é, no alto dos meus vinte anos, o Gregório Duvivier era meu ideal de homem perfeito. Nada contra o Gregório Duvivier atualmente, mas acontece que minha caixinha do homem perfeito mudou. O que é ótimo, uma vez que Gregório já está até casado e com filho, né?

Quando eu criei esse método, absolutamente TODA VEZ que meu cérebro tentava criar algum pensamento sobre o Homem Pelo Qual Eu Estava Sofrendo, eu IMEDIATAMENTE o substituía em pensamento pelo... Gregório Duvivier. As memórias do dia em que tomei sorvete com o Homem Pelo Qual Eu Estava Sofrendo se transformavam em lindas memórias de quando tomei sorvete com o Gregório Duvivier. Projeções de futuro com o Homem Pelo Qual Eu Estava Sofrendo viravam muito mais prazerosas se projetadas com o Gregório Duvivier, e por aí vai.

O Gregório Duvivier não é imprescindível ao método, portanto, você pode executá-lo com a figura pública de sua preferência. Eu já utilizei o método me valendo de diversos protagonistas e tive 100% de aproveitamento em todas as vezes.

Na pior das hipóteses vai te render divertidas memórias, e com certeza vai ocupar sua mente devido ao grande esforço mental para realizar essas substituições.

Além dos contatinhos, existem mais duas dinâmicas modernas que são imprescindíveis: o *GHOSTING* e o *ORBITING*. Você provavelmente já foi vítima dessas também.

O *ghosting* nada mais é do que o CHÁ DE SUMIÇO. A pessoa está conversando com você, às vezes vocês até já saíram, e, do nada, DESAPARECE. Para de responder suas mensagens (de maneira abrupta ou gradual) e simplesmente se retira da sua vida sem maiores justificativas.

Como a gente já conversou, nem sempre são necessárias justificativas, mas é um saco quando isso acontece.

No mesmo universo do *ghosting* temos também o *ORBITING*.

O *orbiting* acontece quando a pessoa mantém uma relação esquisita com você. Não fala contigo sempre, mas faz questão de curtir suas fotos, reagir aos seus *stories* e vez ou outra te marca em algo. Em português temos a maravilhosa expressão "PRA QUE TEMPERAR SE NÃO VAI COMER?", e considero que o *orbiting* é essa prática de ficar TEMPERANDO a pessoa, mantendo-a sempre mais ou menos ali para quando precisar.

Novamente, não condeno. Nossas reações perante o *ghosting* e o *orbiting* vão depender do nível de expectativa que a gente tem em relação àquela pessoa. Alguns *ghostings* vão doer, outros você nem vai reparar. A vida continua e a gente segue nosso baile, né?

Existem também aqueles homens com Síndrome de Mestre dos Magos, que aparecem de vez em quando para falar alguma coisa ou para te chamar para transar e depois somem misteriosamente.

Ai, como é sofrida a vida da solteira.

Porém, contudo, todavia, entretanto, às vezes nós somos a parte que quer sumir.

De tempos em tempos acontece comigo de aparecer algum cara suuuuuperlegal, suuuuuperdivertido e suuuuuuuper a fim de mim e simplesmente, sei lá, o santo não bater. Tem essas coisas de química e tem casos em que ela é inexistente. Em alguns momentos, a gente simplesmente não quer, né?

É engraçado (ou não tão engraçado) que às vezes eu ainda abro o Instagram dos caras mais marcantes com os quais isso aconteceu, os vejo com as respectivas namoradas e fico pensando "podia ser eu", ao mesmo passo em que logo penso: "Mas eu não queria que fosse assim com eles!"

Meu conselho para esse tipo de situação é: aja como você gostaria que agissem contigo. O termo "responsabilidade emocional" está bastante na moda, mas eu acho que esse conceito foi um pouco esvaziado.

Na minha opinião, a responsabilidade emocional tem a ver com ser honesto com o outro e saber exatamente o que você quer dar e o que é justo você receber. A pessoa não gostar de você não é irresponsabilidade emocional, nem ela não querer se relacionar com você da maneira que você deseja. É bom que todo mundo esteja na mesma página do que está rolando ali, o que geralmente não acontece. Porque as pessoas são meio doidas, acho.

Voltando: seja sempre honesta com quem você se relaciona e entenda também que, algumas vezes, você vai ter que ser a pessoa que se afasta, porque a outra pessoa não vai conseguir sozinha. Podem existir desequilíbrios numa relação, e, às vezes, é você quem vai equilibrá-los.

Eu adoraria que os caras por quem eu me apaixonei unilateralmente tivessem em algum momento se aproveitado do controle que tinham da relação para se afastarem de mim, mas geralmente é muito cômodo para os homens usufruírem da nossa atenção e nossos afetos sem querer/poder dar nada em troca.

Menção honrosa para o já citado Homem Por Quem Fui Apaixonada Por Dois Anos, pois ele em momento algum me iludiu e tentou por diversas vezes me afastar, mas eu mesma estava ciente do que rolava e queria continuar. Eu escolhia voluntariamente continuar correndo atrás dele porque achava que alguma hora ele iria gostar de mim.

Amigas, não façam como eu.

Provavelmente vocês vão fazer, pois o ser humano é movido por aquela *vibe* de só conseguir aprender com o próprio erro, mas quando você se recuperar, você irá lembrar de mim.

Estarei daqui torcendo pelo melhor.

ATÉ A PRÓXIMA E BOA SORTE
....

Estarei mesmo aqui, viu?

Como eu disse, acho superimportante que a gente converse, troque e compartilhe experiências.

Apesar de humoristicamente termos chamado as vivências aqui relatadas de Mandamentos, é importante frisar que não há regras, tá? (Não confundir com Leis, pois, sim, há Leis.) Somos todos seres humanos muito diferentes e lidamos com as coisas de maneiras superdiferentes, e não tem certo ou errado.

Mas, entre essas diferenças, temos também muitas semelhanças que nos unem e nos agrupam, e eu particularmente agrupei uma comunidade incrível de mulheres comigo nas minhas redes e espero agrupar agora de maneira ainda mais ampla e em vários outros lugares: virtuais, físicos, etéreos, de bytes ou de papel.

Que este livro tenha te feito sentir menos perdida, ou mais compreendida, ou até representada.

Nunca pense que tem algo de errado com você, assim como não penso que tem algo de errado comigo. Com este livro, mais que apontar algum caminho específico, quis mostrar que existem infinitos caminhos e que você tem autonomia pra escolher o que mais combinar com você. Combinado?

Espero te encontrar de novo nos dez mandamentos da namorada, da casada e, por que não, da divorciada?

Até a próxima!

{AGRADECIMENTOS}

Como vocês já devem ter percebido, eu sou

meio nova nessa coisa de escrever livros. Não sei muito bem a ordem que eu deveria seguir e o quão específica é pra ser. Vou no *freestyle*, tá?

Eu preciso agradecer à Lei Natural dos Encontros, por conta dela estamos aqui agora.

Também à Ana Lima. Por muitas coisas, várias mesmo, entre elas este livro. Obrigada, sempre. À Paula e à Bárbara também, por terem materializado este livro assim, com assuntos coerentes e todas as vírgulas no lugar.

Agradecer à minha mãe, pois, como eu falo aqui, se eu sou como sou hoje é culpa (ou mérito?) dela. Obrigada por sempre ter me ensinado a ser quem eu quisesse ser.

À minha irmã Kimberlly, que desde sempre tá comigo e segura minhas ondas. Te amo sempre, independente de em que lugar do Brasil e do mundo você esteja.

À Gi, que me conhece mais do que eu mesma e que esteve comigo em provavelmente todas as situações que eu relato neste livro.

Ao meu amigo Driko, que sempre sabe a coisa certa pra me dizer.

Às minhas amigas Emilie, Marina, Carol, Jess, Lu, Maroja, Tati e Camyla, minhas xerecoachs.

Quero agradecer também às minhas amigas-seguidoras. Me mostrando pra vocês eu conheço mais sobre mim, e espero que, quando eu me mostro, vocês conheçam mais sobre vocês também. Obrigada por me permitirem compartilhar com vocês e por estarem comigo nos bons e nos maus momentos, nas publis, nos surtos e nos cancelamentos. Este livro nem existiria se vocês não estivessem comigo pra ler.

E ao Yuri de Castro, ele sabe o motivo.

Impressão e Acabamento:
LIS GRÁFICA E EDITORA LTDA.